Dietrich Volkmer

# Knirschen

## Bruxismus

Eine humoristisch-fachliche Rundreise
durch die Themen
Aggression, Wut und Ohnmacht

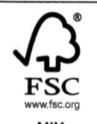

Dietrich Volkmer

# KNIRSCHEN

## Bruxismus

**Eine humoristisch-fachliche Rundreise
durch die Themen
Wut, Aggression und Ohnmacht**

Die Deutsche Nationalbibliothek verzeichnet diese
Publikation in der Deutschen Nationalbibliografie;
Detailierte bibliografische Daten sind im Internet über
http://dnb.ddb.de abrufbar

Text, Layout und Umschlaggestaltung
Dr. Dietrich Volkmer

www.literatur.drvolkmer.de


Fachliche Seiten
www.drvolkmer.de

Herstellung und Verlag

BoD- Books on Demand
Norderstedt
Printed in Germany

ISBN 9783750430501

# Inhaltsverzeichnis

Vorwort(e) 7
Kauf- und Knirschmotivation 11
Sie sind Naturwissenschaftler(in) 12
Esoteriker(in) 14
Rohköstler(in) 16
Zahnlos (männlich und weiblich) 17
Börsenspekulant(in) 19
Investment-Banker 20
Golfer(in) 21
Schnäppchenjäger(in) 23
Restaurantbesitzer(in) 23
Buchhändler(in) 25
Buchkritiker(in) 26
Zahnarzt(-ärztin) 28
Implantologe(in) 30
Schönheitschirurg(in) 31
Hausfrau und Mutter 32
Autofahrer(in) der besonderen Art 35
(Voll)Bart-Träger 36
Choleriker(in) 39
Computer-Spezialist(in) 41
„Spiegel"-Leser(in) 42
Astrologe(in) 43
Astronom(in) 44
Lehrer(in) 46
Gewerkschaftsfunktionär(in) 48
SPD-Mitglied 49
Arbeitgeber(in) 50
Cabriofahrer(in) 51
Fast-Food-Liebhaber(in) 52
Politik(er)-verdrossen 53
Sprüher 55

Wutbürger(in)                                    56
Sie sind nicht dabei                             57
Sie sind einfach nur neugierig                   58
Lautmalerisches                                  59
Die Spuren der Planierraupe                      63
Knirschen - Normalität oder Krankheit            69
Das Spezialisten-Kapitel                         73
Knirschen und Kiefergelenk                       76
Die Gründe des Knirschens                        78
Knirschen - was tun?                             83
Knirschen und Unterbewusstsein                   84
Knirschen in der Tageszeitung                    85
Die Kunst des Knirschens                         87
Zu guter Letzt                                   89
Literatur                                        91
Weitere Literatur des Autors   ab Seite          92

## Vorwort zur zweiten Neuauflage

Die Zeit vergeht und nach acht bzw neun Jahren hat sich einiges verändert. Manche Bezüge sind nicht mehr stimmig und auch unter den avisierten Berufsgruppen sind Änderungen eingetreten, so daß ich mich entschlossen habe, das Buch noch einmal zu überarbeiten und auch den Titel ein wenig zu verändern, damit der humoristisch-satirische Bezug des ersten Teils etwas mehr ins Auge springt.

Bad Soden, im Dezember 2019

## Vorwort zur modifizierten Neuauflage mit neuem Titel

Zwischen Weihnachten und Neujahr 1993 hatte ich die Idee, einmal über ein Thema zu schreiben, das bis dato in der Fachliteratur eine Art Mauerblümchen-Dasein führte, zumindest in einer auch für den Laien verständlichen Art.

Es sollte kein langweiliges Fachbuch werden, dass man, wenn nicht gerade aktueller Bedarf ist, schnell wieder ermüdet aus der Hand legt. Auch kein Ratgeber im eigentlichen Sinn.

Eine Prise Humor sollte schon hinein.

Aber wie?

Es ging ja um das Thema Knirschen.

Und so entstanden vor meinem Auge Personen und Berufsgruppen, denen ich eine Art Bedürfnis zu dieser Tätigkeit – so wollen wir sie erst einmal wertneutral nennen – unterstellte und die ich versuchte, bildhaft auszuschmücken.

Die Tage zwischen Weihnachten und Neujahr und die Tage danach sind ja zumeist nicht gerade spannende und erlebnisreiche Tage – wenn man einmal vom Ausprobieren von Geschenken absieht - so dass ich mit der mir gestellten Aufgabe viel Spass hatte und häufig allein schon bei der Vorstellung schmunzeln musste.

Meine Frau erlebte mich als gut gelaunten Autor. Das soll aber nicht heissen, dass sonst schlechte Laune mein Metier ist.

Nun ergab es sich, dass der damalige Verlag sein gesamtes Programm reduzieren wollte. Darunter fielen auch meine Bücher „Selbstmord mit Messer und Gabel" und eben dieses Buch „Die Kunst des Knirschens".

Ich liess mir noch je hundert Exemplare liefern.

An einem Abend im Jahr 2011 nahm ich mir wieder einmal dieses sechzehn Jahre alte Buch vor und fand es auch nach so langer Zeit ausgesprochen humorvoll und gar nicht unaktuell, so dass ich mich zu einer Überarbeitung und zeitlichen Adaptation entschloss.

Natürlich ist vieles überarbeitet, erweitert und korrigiert. Hinzu kamen einige neue Berufs- und Zielgruppen, die bei mir damals noch nicht so im Visier oder im Vordergrund standen. Alles hat eben seine Zeit.

Ihnen, den bislang Vernachlässigten, habe ich ebenfalls einige Kapitel – mal ganz freundlich formuliert – gewidmet.

Bad Soden, im Jahr 2011


### Vorwort zum Erscheinen des damaligen Buches „Die Kunst des Knirschens – eine kleine Konfrontationskunde" im Jahr 1994

Dieses Buch ist ein Abfallprodukt. Nein, nein - nicht wie Sie jetzt glauben könnten. Und den grünen Punkt finden Sie auch nicht auf dem Umschlag.

Vielmehr entstand die Idee mitten während der Vorbereitungen für einen Vortrag zum Thema: Symbolik der Okklusion (Zusammen-Beissen) und des Kiefergelenks.

Das Wort Abfall ist daher (so hoffe ich zumindest) nicht als Müll zu interpretieren, sondern stellt die geistige Querstrebe zu einem ähnlich gelagerten Gedankenbereich dar. Mentaler Abfall quasi!

Nehmen Sie daher den ersten Satz der Einleitung nicht wörtlich.

8

Viele Leute nehmen ein Buch in die Hand, und blättern darin herum. Häufig ist die Einleitung die Markierung, auf der das Auge und das Gehirn länger verweilen. So bedeutet die herbe Eingangsformulierung nicht mehr und nicht weniger als eine Aufforderung, nochmal hinzuschaun und - so hätte ich es gern - im günstigsten Fall das Buch mit an die Kasse nehmen.

Davon lebt nämlich der Buchhändler und mein Verleger.

Die paar Pfennige (damals lag der Euro noch in weiter Ferne), die letztendlich auf meinem Konto als Autorenhonorar landen, sind so reichlich nicht bemessen. Manchmal könnte ich dann ob des dafür aufgewandten hohen Zeiteinsatzes und der Kosten genau dieser Tätigkeit anheimfallen, um die es in diesem Buch geht.

Sollten Sie es auch häufiger tun, dann hilft nur eines: Weiterlesen. Selbst wenn das Buch Ihnen zu keiner Heilung verhilft, vielleicht wissen Sie in Zukunft, warum Sie es tun. Dann lässt es sich leichter damit umgehen. Oder Sie tun es fortan bewusst mit Freude – die möchte ich Ihnen unter keinen Umständen vermiesen.

So, liebe Leserin, lieber Leser, jetzt sind Sie bereits so weit gekommen. Nunmehr bleibt mir nur eine Empfehlung auszusprechen:

Zähne zusammenbeissen und durchlesen.


Bad Soden, im Jahr 1994

**Einige Sprüche und Zitate zum Thema**

Solange es Haare gibt, liegen sich Menschen in denselben.
  Heinz Erhard

Humor ist der Knopf, der verhindert, dass uns der Kragen
  platzt.
  Joachim Ringelnatz

Jeder kann wütend werden, das ist einfach. Aber wütend auf
den Richtigen zu sein, im richtigen Maß, zur richtigen Zeit,
zum richtigen Zweck und auf die richtige Art, das ist
schwer
  Aristoteles

Mit einer geballten Faust kann man keinen Händedruck
  wechseln.
  Indira Gandhi

Fahre nicht aus der Haut, wenn du kein Rückgrat hast.
  Stanislaw Jerzy Lec

## Kauf- und Knirschmotivation

Zum erstenmal bei meinen bislang veröffentlichten Büchern habe ich mir die hoffnungsfrohe oder auch bange Frage gestellt: Was könnte der Beweggrund sein, dass Sie, verehrte(r) Leser(in), dieses Buch erworben haben, falls nicht ein hilfreicher oder böswilliger (oder beides zusammen) Zeitgenosse es Ihnen als Geschenk dediziert hat. Einem geschenkten Gaul schaut man nicht ins Maul, werden Sie sagen. So sagt es auch der Volksmund, auf dessen Urteil ich manchmal grosse Stücke gebe.

Diesmal wollen wir doch hineinschauen. Denn es geht ja um eine Tätigkeit, die sich in der erdrückenden Anzahl der Fälle in jenem Bereich abspielt, in den man nicht hineinsehen soll bzw. den man gern vor anderen verbirgt..

Da es nahezu unmöglich ist, generalisierte Kaufverhaltensmuster aufzustellen, habe ich mich bemüht, Untergruppierungen von Interessenten auszuwählen. Es besteht allerdings kein Anspruch auf Vollständigkeit. Die eine oder andere Randgruppe ist mir mit Sicherheit durchs mentale Netz geschlüpft.

Um jeglichem Missverständnis und Prioritätsgerangel vorzubeugen:

Die Reihenfolge ist wahllos, unalphabetisch und bedeutungslos. Wenn also der Rohköstler gleich hinter dem Esoteriker kommt - dann ist das rein zufällig und unbeabsichtigt. Was indessen Gemeinsamkeiten zwischen beiden Gruppen nicht gänzlich ausschliesst.

Mit diesen Betrachtungen möchte ich auch keineswegs irgendjemandem zunahe treten. Wenn Sie, verehrter Leser oder Leserin, sich irgendwie angesprochen fühlen – ich hoffe doch nicht verletzt fühlen – so horchen Sie doch mal in sich hinein, ob nicht doch das eine oder andere auf Sie zutrifft.

Es ist eine alte Lebensweisheit:

**Was zutrifft, trifft.**

Ein trefflicher Satz!

Letztendlich sei noch ein ganz wichtiger Zusatz als Leserhinweis gestattet:

Die Betrachtung der einzelnen vermuteten Lesergrupen ist nicht etwa eine Art Hinführung auf das Thema. Vielmehr ist es bereits zentrales Geschehen dieses Buches, da sich das Hauptanliegen an den jeweiligen von mir willkürlich aber affinitätsmässig herausgegriffenen Figuren des „homo erectus bruxans" am besten illustrieren lässt.

## Sie sind Naturwissenschaftler(in)

Ich beginne mal den Korso der zu Beschreibenden mit Ihnen, denn Ihre Tätigkeit ist heutzutage im Zeitalter von Computern in jeglicher Variation gefragt, vom einfachen PC über den Laptop bis hin zu Smartphones und Tablet-Computern.

Sollten Sie das Buch mit dem heimlichen Hintergedanken gekauft haben, irgendwo ein Kapitel über die wissenschaftliche Betrachtung des Bruxismus (vornehme Fachbezeichnung für das profane deutsche Wort Knirschen) zu finden, so muss ich Sie enttäuschen.

Ebenso werden Sie auf der Suche nach Elektromyogrammen (Aufzeichnung der Muskelaktivitäten ähnlich dem Elektrokardiogramm) oder REM-Phasen (Rapid Eye Movement, unruhige Augen-Phasen während des Schlafes) erfolglos bleiben.

Das lesen Sie lieber in den dicken Wälzern nach, die landauf, landab in den Buchregalen von Ärzten und Wissenschaftlern Staub ansetzen.

Haben Sie Gefallen an dem Titel-Thama, so behalten Sie das Buch.

Falls nicht, so gibt es nunmehr zwei Möglichkeiten:

Sie sind ein grosszügiger Mensch.

Dann haken Sie dieses Buch so ähnlich wie ein Wirtschaftsunternehmen als Fehlinvestition ab und damit basta. Keine Träne, kein Bedauern, kein Klageruf, kein Zähneknirschen.

Sie halten es lieber mit der Sparsamkeit, dem Urtrieb der Schwaben?

Dann hilft nur eines: Verschenken.

Suchen Sie sich ein Opfer im Verwandten- oder Bekanntenkreis aus, auf das Ihrer Meinung nach die Beschäftigung mit einem Buch passt, dass offenbar unter Ihrem Niveau liegt.

Sie kennen doch den schönen Spruch von Wilhelm Busch: Und nach alter Kennerweise steigt die Achtung mit dem Preise.

Daher ein Insider-Tipp nostalgisch aus dem Jahr 1994: Den Preis auf der Innenseite der Titelseite nochmal mit Bleistift kräftig nachfahren (damals gab es den heute obligatorischen Barcode auf der Rückseite des Buches noch nicht), dabei um einen Zehner nach oben aufrunden und dann alles wegradieren.

Das beeindruckt immer!

Den Trick kennen Sie schon? Schade! Wie kann ich auch annehmen, Alleininhaber solcher Eindruckschinderei zu sein?

Sie wollen vorerst dieser Lektüre keine weitere Aufmerksamkeit schenken, sie aber trotzdem behalten.

Legen Sie dieses Buch erst einmal beiseite. Die Zeit ist dafür noch nicht reif. Warten Sie nur in Ruhe und Geduld ab. Die Zeit, dieser kuriose Taktgeber des Schicksals, lässt Sie schon wieder zu dieser Lektüre greifen – wenn es denn sein soll.

Eines möchte ich auf jeden Fall verhindern: Dass Sie einer Fehlinvestition aufgesessen sind.

Zum Thema Fehlinvestition: Das machen Ihre Kollegen, die Teilchen-Physiker im CERN in Genf. Die Milliarden, die dort an Steuergeldern verplempert werden, könnten eine Knirsch-Motivation für jeden kritischen Bundesbürger sein.

Allein schon die Berufsbezeichnung: Teilchen-Physiker – das sagt doch alles. Die haben vor lauter Klein-Klein den Blick für das Ganze verloren.

Vom Geschwindigkeitsrausch der durch Riesenmagnet-Spulen erzeugten Beschleunigung von atomaren Partikeln besessen suchen sie krampfhaft nach einem sogenannten Higgs-Teilchen.

Vor 40 Jahren hat Peter Higgs eine Theorie aufgestellt, die den „heilige Gral" der Elementarteilchenphysik darstellt: Wenn man sein Higgs-Teilchen finden könnte, liesse sich besser erklären, warum die Welt so ist, wie sie ist.

Welch eine Borniertheit, welch eine Arroganz, welch eine Überheblichkeit!

Und so suchen sie und suchen und finden nichts. Oder jetzt angeblich doch!

Ob die Teilchen-Sucher jetzt wohl vor Frust mit den Zähnen knirschen?

Ja, der Schöpfer lässt sich eben nicht in alle Karten gucken.

### Sie sind Esoteriker(in)!

Um Himmels willen, was hat Sie nur veranlasst, in die Niederungen der Trivial-Literatur herabzusteigen?

Sie sind doch schon so weit, was und wie weit das auch immer sein mag.

Dieses Buch mit seinen Abhandlungen über ein so banales Thema wie das Knirschen stört Sie doch nur auf Ihrem Weg.

Wo aber wollen Sie denn eigentlich hin?

Haben Sie gar eine selbst ausgestellte Lizenz als Reiseleiter in Sachen meditativer Führung anderer Seelen? Oder versuchen Sie sich an Familienaufstellungen, um nachher Ihre Probanden mit ihren Problemen allein zu lassen?

Alles, was Sie mit sich abzuhandeln haben, worüber Sie mit den Zähnen knirschen könnten, das eben sind die Felsbrocken, die Sie anderen präsentieren.

Hauchen Sie Ihre Illusion hinweg, die anderen hätten ganz ergriffen meditierend auf Ihren Pfaden gewandelt. Die haben nur die Zeit für ein Nickerchen genutzt.

Es ist Ihr Weg, auch wenn Sie noch so viele Cassetten besprochen und leere Bücherseiten gefüllt haben.

Sie hängen noch immer an irgendwelchen Grüppchen und Gruppierungen. Wann wollen Sie endliche Ihre postnatale und postpubertäre Nabelschnur kappen? Oder sitzen Sie noch immer in der Gebärmutter, wo es so schön warm und dunkel ist?

Kommen Sie heraus!

Die Welt wartet auf Sie. Zwar nicht mit offenen Armen. Aber Sie können sich ja um die Welt verdient machen.

Sie haben doch wohl nicht damals die Esoterische Partei gewählt? Zum Glück sind sie an der Fünf-Prozent-Hürde gescheitert. Die Grünen sollen da noch wesentlich toleranter sein!

Später gab es sogar eine Partei mit einer Piratenfahne. Die Welt wird immer bunter. Aber wird sie auch kompetenter?

So langsam schwillt Ihnen ein Chakra an. Egal, welches!

Sie fühlen sich in Ihrer Ernsthaftigkeit auf die Schippe genommen:

Wenn ich mir die Anzeigen der einschlägigen Zeitschriften so ansehe, so stellt sich mir die bescheidene Frage:

Was müssen das alles für erfahrene, lebensgeprüfte Typen sein, die nach der Absolvierung eines Crash-Kurses, womöglich noch mit Diplom als summa-cum-laude-Surrogat als Lebensberater und Eso-Helfer auf die Menschheit losgelassen werden.

Liebe(r) Leser(in), sollten Sie sich zufällig auf diese Zeilen verirrt haben, so lassen Sie mal Ihre Neugier durch die eben erwähnten Anzeigen spazieren gehen.

Nein, mit den Zähnen knirschen werden Sie nicht, aber aus dem Kopfschütteln werden Sie kaum herauskommen.

15

Zum Schluss verrate ich Ihnen noch eine Übung, die Sie überall durchführen können: Im Auto, in der Bahn oder in einem Esoterik-Kurs.

Pressen Sie Ihre Zähne fest aufeinander, so vier, fünf Sekunden. Dann trennen Sie die Zahnreihen wieder.

Sehen Sie, so schön kann Loslassen sein!

### Sie sind Rohköstler(in)

Legen Sie beim Lesen erst einmal die Mohrrübe aus der Hand.

Die gelbe Farbe tut dem neuen Buch nicht gut.

Und falls Sie es sich von Freunden ausgeliehen haben, so sollten Sie es unbeschmutzt zurückbringen. Sonst leiht Ihnen keiner mehr etwas, schon gar nicht so etwas Intimes wie ein Buch.

Ein Buch ist immerhin ein Seelenspiegel des Käufers.

Aber nun direkt zu Ihnen. Im Grunde bräuchten Sie dieses Werk nur zu lesen, um Ihr Wissen über andere zu komplettieren.

Kaum denkbar, dass Sie knirschen!

Sie packen die Dinge in ihrer urwüchsigen Ursprünglichkeit an, so wie die Natur sie hat wachsen lassen oder die Bauern sie geerntet haben. Vielleicht haben Sie sogar ein kleines Biogärtchen hinterm Haus.

Jede Mahlzeit bei Ihnen ist ein archaisches Inferno für sensible Ohren.

Krachend verschwinden die Möhren oder der Sellerie, Stück für Stück im zermahlenden Schlund, mit ebensolchem Getöse folgen Nüsse und Mandeln. Suppe muss nicht sein!

Sie bemühen die Zähne oder das, was die Zahnärzte daraus gemacht haben, noch für ihren eigentlichen Zweck.

Nichts ist zu roh, um Sie vom Zupacken abzuhalten und Sie bei der Auseinandersetzung mit den harten Dingen der Welt zu bremsen, auch wenn's mal sandig zwischen den Zähnen knirscht?

16

Keine Sorge!

Sand stammt aus den vom Zahn der Zeit kleingeriebenen „Felsentrümmern" dieser Erde.

Wo andere an den Problemen dieser Welt ganz schön zu kauen haben, haben Sie für sich eine bequeme Lösung gefunden. Sie lassen einfach die Natur und die Zeit für sich arbeiten. Das bisschen Sand dient letztendlich der Feinabstimmung Ihrer Zahnreihen.

Lesen Sie auch die anderen Kapitel, man lernt nie aus.

Und nun lassen Sie sich Ihren Kohlrabi schmecken, den Sie schon dauernd in Ihrer linken Hand drehen.

### Sie sind zahnlos (männlich und weiblich)

Dann zählt dieses Buch für Sie zu der Rubrik Nostalgie-Lektüre.

Da war doch mal was!

Können Sie sich noch erinnern?

Wie kommt es überhaupt, dass Sie in Ihren relativ jungen Jahren die eigenen Beisserchen frei- oder unfreiwillig geopfert haben?

Sie haben doch die Mitte des Lebens so gerade eben erst passiert.

Oder sitzen Sie doch schon im Seniorenstift?

Ich ahne schon, was Sie jetzt vorbringen werden.

Da gab es einmal so einen bösen Zahnarzt. Ohne Sie gross zu fragen, behauptete er einfach, dieser Zahn müsse raus. Schon hatte er die Zange in der Hand und ehe Sie sich versahen, waren Sie den Zahn los.

Aus der zeitlichen Distanz sind Sie heute verklärt der Ansicht: Es hätte gar nicht sein müssen!

Und so fing eben alles an.

Angeblich hatten die anderen Zähne keinen Halt mehr, weil der eine ja fehlte. Die Zähne wurden locker. Eine von Ihrem Zahnarzt empfohlene Parodontose-Behandlung, die Sie heroisch durchstanden, brachte zumindest Ihnen nichts.

Einige unangenehme Episoden mit Kronen und Brücken tauchen aus Ihrer Erinnerung auf, Geld hat's gekostet und die Krankenkasse wollte nicht usw. usw.

Irgendwann verabschiedete sich der letzte der Mohikaner, nachdem er am Marterpfahl der Zeit einiges erduldet hatte.

Es war an einem Sonntag, vor Schmerzen mussten Sie sogar auf den gewohnten Kirchgang verzichten. Beten und Schmerzen schienen nicht zusammen zu passen.

Der Notdienst half Ihnen mit der Zange.

Eines haben Sie sich aber über die vielen Jahre hinweg bewahrt: Ihre Leidenschaft für Süssigkeiten, vor allem für Zartbitterschokolade. In ihrem Wohnzimmerschrank, hinter der geblümten Kaffeekanne von Villeroy & Boch und den Sammeltassen, haben Sie sich ein Depot angelegt.

Für den Notfall.

Sie meinen, das hätte überhaupt nichts mit Ihrer Zahnlosigkeit zu tun. Das sei stets Balsam für Ihre Seele gewesen, und die sei ja nun mal von grösserer Wichtigkeit als so ein Zahn, bei dem es sich ja nur um Materie handelt.

Wie man es nimmt und wie man es sieht!

Dafür bleiben Ihnen so manche Entgleisungen Ihrer zahnbewaffneten Mitmenschen erspart.

Das Knirschen macht so keine rechte Freude mehr. Sie müssen sich also ein anderes Organ für die Abarbeitung interner Probleme suchen.

Ihr Partner ist zudem vor manchen Attacken geschützt, denn mit Totalprothesen gibt es keinen Lustbiss mehr.

Selbst dann nicht, wenn Sie sich eines der Drei-, Vier- oder Fünf-Phasen-Reiniger oder Haftcreme bedienen.

Unter uns gesagt: Für manchen Menschen ist ein Mund ohne ei-

gene Zähne um ein Vielfaches besser als eine Ballung von Zahn-
bereichen, die tot im Entrée des grossen Speise- und Verdauungs-
zimmers herumstehen und womöglich noch mit goldenen
Mausoleen geschmückt sind.

Da werden Sie schnell ein Opfer jener Gattung von Herd- und
Focus-Suchern, die Ihr Rheuma oder Ihre Knie-Beschwerden auf
Ihre toten Zähne zurückführen und Ihnen zu schnellstmöglicher Ex-
traktion raten.

Nun wünsche ich Ihnen beim Essen guten Appetit.

Lassen Sie sich Zeit, kauen Sie alles gründlich.

Gut Ding will Weile haben.

### Sie sind Börsenspekulant(in)

Diesmal habe ich das Anhängsel (in) nur zögernd hinzugefügt.
Meistens sind es doch die Männer, die sich dem Nervenkitzel der
schnellen Geldvermehrung hingeben.

Sie werden sich fragen, warum diese Spezies Mensch im Anschluss an die Zahnlosigkeit kommt.

Ganz zufällig, es hat überhaupt keine Bedeutung.

Da sitzen Sie also morgens am Frühstückstisch, haben das Blatt
aufgeschlagen, hinter dem sich oft ein kluger Kopf verbergen soll,
und studieren zwischen dem Schluck aus der Kaffeetasse (magenfreundlich) und dem Biss ins Marmeladenbrötchen die Aktienkurse.

Die bessere Ehehälfte hat sich an den tristen Anblick der Rückseite des Wirtschaftsteils gewöhnt und studiert derweil resignierend
die Klatschkolumne einer Wochenpostille. So bleibt ihr das Muskelspiel in Ihrem Gesicht verborgen.

Hätten Sie doch nicht auf diesen unfähigen Anlageberater gehört,
schiesst es Ihnen durch den Kopf. Und den Dollarkurs hat er auch
falsch prognostiziert! Am besten man macht jetzt alles allein.

Ihr Berufswechsel zu einer Bank hat Ihnen zu neuen Erkenntnis-

19

sen verholfen. Aber jetzt das Drama oder Chaos mit den Griechen!

Sie schütten sich grimmig einen grossen Schluck Kaffee (magenfreundlich) in den aufkeimenden Groll hinein.

Wenn Sie sich jetzt sehen könnten. Die Muskeln an Schläfen und Kiefer spannen und lockern sich, wie von einem Blasebalg bewegt. Etwas entnervt knüllen Sie die Zeitung neben das Frühstücksei. Ihre Frau, gerade in die fünfte (etwas übertrieben natürlich) Frauenaffäre von Präsident Clinton (damals) oder die sogenannte Liebesheirat von Fürst Albert von Monaco (damals) vertieft, blickt erschrocken auf. „Stimmt etwas nicht mit den Aktienkursen?" so lautet ihre besorgte Frage, „oder schmeckt dir der Kaffee nicht?"

Ich verlasse Sie jetzt bei Ihrem Morgenstress.

Wenn Sie schon Ihren Ärger an Ihren Zähnen abreagieren, dann geben Sie wenigstens das Rauchen auf. Der Teer lagert sich bevorzugt in die abgewetzten Flächen Ihrer Schneidezähne und verleiht Ihnen den „Haut goût" und die Patina des Abgestandenseins.

Da helfen Ihnen auch Ihre dunkel getönten Haare, die Anti-Faltencreme und der Gang ins Sonnenstudio nicht viel!

Jetzt also die Zähne zusammen gepresst und ab an Ihre Bildschirme. Die Börse von Tokio hat schon geöffnet, die Frankfurter macht auch gleich auf.

### Sie sind Investment-Banker

Nach der Lehman-Brothers-Pleite ist Ihr Kurswert ganz schön in den Keller gerutscht. Es ist besser, wenn Sie unter anderen Menschen sind und man die Berufe abfragt, dass Sie sich einen anderen Beruf aussuchen. Denn Spott und Abneigung sind Ihnen sicher.

Nach der erfolgsverwöhnten Vorgeschichte wäre Ihnen das mit Sicherheit alles andere als recht.

Ja, wie kann man nur eine solche Megalomanie an den Tag legen und naiv glauben, es ginge immer nur aufwärts, ohne Dellen und ohne ein Absinken.

Hochmut kommt vor den Fall, sagt ein altes deutsches Sprichwort.

Wie wäre es, wenn Sie zur Freude der von Ihnen Geschädigten zugeben würden, dass auch Sie sich – persönlich versteht sich – verzockt haben und Ihr Haus, Ihr Boot, Ihr Pferd und was noch alles verkaufen mussten, um nicht in der Schuldenfalle zu landen.

Nun sagen manche schlauen Psychologen: Ihre Tätigkeit könnte man mit dem Wesen eines Psychopathen vergleichen, wie jüngst in London geschehen, wo ein etwas unauffälliger, aber von ungebremster Geldgier getriebener Farbiger seinen Arbeitgeber, die Schweizer UBS-Bank um rund zwei Milliarden Dollar erleichterte.

Das muss man sich mal auf der Zunge zergehen lassen: Zwei Milliarden!!

Eine Zwei mit neun Nullen hinten dran.

Obwohl – um Sie einen kurzen Moment zu verschonen – wir sind gerade die Milliarden-Beträge gewohnt, die vom europäischen Rettungsschirm in den Mittelmeerraum verschoben werden und hoffentlich nicht dort auch noch versinken.

Unterschiedlicher können sogenannte Experten-Meinungen zu diesem Rettungs-Thema nicht sein.

Nun gehen Sie mal in sich!

Wenn Sie ob Ihres Autoritätsverlustes sich etwas antun wollen: Zähneknirschen hilft zwar nicht, aber es bringt Sie vielleicht auf andere Gedanken.

## Sie sind Golfer(in)

Sie haben sich neben dem Bogenschiessen eine der schwierigsten Sportarten ausgesucht. Es ist nicht gerade einfach, diese kleine Kugel immer so zu treffen und dort landen zu lassen, wie man es sich vorstellt.

Oder gehören Sie zu derjenigen Spezies der Golf-Spieler(innen), die alles mit Langmut betrachten und über ihre eigenen Fehler auch mal lachen können.

Gar nicht so einfach, nicht wahr?

Und was einem so unterwegs alles passieren kann.

Da klingelt bei Ihrem Mitspieler just in dem Moment das verdammte Handy, als Sie mitten beim Abschlagschwung sind.

Da könnte man ...!

Und dann, dieser ungeduldige Herr – Sie wissen schon, wen ich meine – immer wieder spielt er Ihnen von einem Flight hinter Ihnen seinen Ball bis fast vor die Füsse.

Nehmen Sie ein Tee und deponieren Sie seinen Ball darauf.

Der könnte mit den Zähnen knirschen! Warum auch nicht?

Oder dieser unangenehme Herr Sowieso, der es sich erlaubt, Ihnen Ratschläge zu geben, obwohl Sie ihn gar nicht darum gebeten haben. Und sein Schwung, ist der nicht grässlich! Und so was will Ihnen Tipps geben!

Wenn man Golfern zuhört, dann müsste man meinen, es wäre die wichtigste Sache der Welt.

Ist es das wirklich?

Für viele schon!

Aber es gibt berühmte Golfer, denen die Jagd nach der kleinen runden genippelten Kugel nicht ausreichte und sich daher ausgiebig mit freundlich-geneigten Damen verlustierten.

Bis die Ehefrau wütend mit den Zähnen knirschte, sich einen Schläger schnappte und auf das Auto ihres Göttergatten einschlug.

Das ging um die (Golfer)Welt.

Zähneknirschend musste er darauf einsehen, dass damit seine zuvor beispiellose Karriere einen plötzlichen schmerzhaften Knick erlebte.

So muss er jetzt zähnepressend zusehen, wie all die jungen

Spunte, denen er früher einmal symbolisch die Fersen gezeigt hat, ihn jetzt munter umrunden.

## Sie sind Schnäppchenjäger(in)

Eine völlig neue Kategorie von Einkaufsgewohnheiten. Wartete man früher geduldig, bis Sommer- oder Winterschluss-Verkauf angesagt war, so wird man heute von Sonderangeboten und Sale-Anzeigen in den Schaufenstern nachgerade bombardiert. Auch die Postwurfsendungen und die Reklamebeilagen der Tageszeitungen werden immer zahlreicher.

Aber das ist noch lange nicht der Gipfel der Angebote.

Denn die echten Preisnachlässe findet man im Internet.

Solche Plattformen wir E-Bay, Amazon oder die Elektronik-Märkte heizen diesen Hype so richtig an.

Manch einer verbringt einen grossen Teil seiner Freizeit damit, stets auf der Suche nach Sonderangeboten zu sein.

Ob man alles wirklich braucht?

Oder nimmt man es nur mit, weil es gerade preiswert ist oder dreissig Prozent unter dem unverbindlichen Richtpreis liegt.

Auch die Apotheken spielen in diesem Wettbieter-Konzert mit. Allein die Buchhändler sitzen noch in ihrem Paradies der Festpreise. Und Sie?

Haben Sie gerade wieder ein günstiges Schnäppchen verpasst? Nur nicht ärgern und mit den Zähnen knirschen!

In drei Wochen gibt es den gleichen Artikel entweder woanders billiger (die Konkurrenz schläft nicht) oder Sie sind froh, ihn nicht erworben zu haben.

## Sie sind Restaurant-Besitzer(in)

Es erhebt sich gleich zu Anfang die essentielle Frage: In welchem

Genre, in welcher Nationalität und vor allem in welcher Qualität?

Unterstellen wir einmal, Sie sind keiner von den Null-Acht-Fünfzehn-Lokalen, den Pizza-Bäckern, Fast-Food-Dependencen oder Steh-Futterstellen.

Sie sind ambitioniert.

So ein Stern im Varta-Führer oder gar im Guide Michelin wäre schon Ihr Wunschtraum. Aber wissen Sie, was Sie sich damit einhandeln?

Zum einen tauchen bei Ihnen die Restaurant-Kritiker inkognito auf und nehmen möglichst alles unter die Lupe: Service, Essen, Trinken, Ausstattung, Atmosphäre und so weiter.

Und selbst wenn Sie einen Stern hätten, es ist schwer, ihn auch zu behalten.

Die Zwei- und Drei-Stern-Restaurants müssen sich ganz schön ins Zeug legen, um die Ansprüche zu erfüllen.

Und jetzt stellen Sie sich vor, man nimmt Ihnen einen Stern, weil just an dem Tag, als die Kritiker kamen, der Wurm drin war. Ein Kellner krank, ein Koch erkältet.

Wenn einem also solches widerfährt, das ist schon ein Grund zum Zähneknirschen.

Neben diesen Berufs-Kritikern gibt es noch die selbsternannten Kritiker. Das sind die schlimmsten, da sie oft nur ein Halbwissen haben, aber angeberisch mit einem der Restaurant-Führer in der Hand bei Ihnen auftauchen und diesen Führer möglichst sichtbar auf oder am Tisch platzieren.

Behalten Sie die Contenance!

Denken Sie sich im Stillen Ihren Teil!

Mit den Zähnen knirschen können Sie wieder, wenn Sie in Ihrem Büro sitzen oder die Küche betreten.

Es sei denn, Sie sind selbst der Chefkoch, der Maître, und Sie kommen erst bei Ihrem Abschiedsrundgang in den Genuss dieser halbgebildeten Bekanntschaft.

## Sie sind Buchhändler(in)

Ihnen unterstelle ich natürlich, das ganze Buch gelesen und nicht nur so schnell durchgeblättert zu haben.

Wie wollen Sie sonst Ihre Kunden auf solch ungewöhnlichwichtige Themenbereiche lenken?

Sie wissen doch, der unentschlossene Käufer gibt viel auf das Urteil eines belesenen Händlers.

Und während Sie gerade dabei sind, einem hartnäckigen Kunden die Notwendigkeit nahezubringen, dieses Buch als absolutes Muss nicht nur im Bücherschrank zu haben, sondern sich auch zu Gemüte zu führen, sehen Sie in der Ecke mit der erotischen Literatur zum werweisswievielten Male den alten Schmitz stehen, um sich im Rentnerdasein bei Ihnen innerlich und äusserlich aufzuwärmen.

Tolerant wie Sie sind (Sie haben ja aus den ungemein vielen Büchern über Lebensführung einiges entnommen und behalten), würden Sie das noch hinnehmen.

Aber dass der Kerl immer mit dem angefeuchteten Zeigefinger die Seiten umblättert, so wie er es dereinst als Buchhalter in der Vorcomputer-Aera zu tun pflegte, das geht Ihnen doch gegen den Strich oder gegen den Buchdeckel.

Leider oder Gottseidank ist der Laden voll. So müssen Sie Ihre ganze Kunst der leisen, aber deutlichen Ermahnung aufbieten, um den alten Visualerotiker in die Abteilung Gerontologie oder Gesunde Kost im Alter abzudrängen. Geschafft!

Aber heute ist nicht Ihr Tag. Da naht schon wieder einmal jene aufdringliche Mittvierzigerin mit der hohen keifigen Stimme, die mit ihrer penetranten Lautstärke den gesamten Laden wie mit Salzsäure durchzieht.

Wenn sie doch nur die Namen der Autoren einigermassen richtig aussprechen oder betonen würde.

So durchzuckt es sie jedesmal wie ein Elektroschock. Aber bleiben Sie ruhig (auf neudeutsch heute: cool!)

Sie wissen doch: Nach jedem Literarischen Quartett im Fernsehen tauchte sie damals bei Ihnen auf, um literarische Dekoration für ihre Stilmöbel zu erstehen.

Leider gibt es heutzutage keine Sendung mehr, die qualitätsmässig an das Literarische Quartett von Marcel Reich-Ranicki heranreicht.

So orientiert sich die jetzt inzwischen fast Sechzigjährige an den Bestseller-Listen von „Spiegel" und „Focus".

Aber die unangenehme Stimme hat sie noch immer nicht abgelegt. Da sie aber Umsatz bringt, haben Sie sich an sie wohl oder übel gewöhnt.

Was die Leute mit Ihren Büchern letztendlich anstellen, sollte für Sie doch kein Grund zum Zähneknirschen sein.

Eine volle Ladenkasse ist der beste Antistress-Faktor!

### Sie sind Buchkritiker(in)

Verzeihen Sie, wenn ich Sie nicht als Literaturkritiker anrede. Ich erlaube mir einige feine Nuancierungen.

Das Wort Rezensent vermeide ich tunlichst, seitdem Goethe sich in einer aufgebracht-schwachen Stunde derart martialisch-abfällig über diese Sonderform des Homo erectus äusserte.

Sie liegen mir besonders am Herzen. Steht es doch in Ihrer Macht, die Mühen vieler, vieler Stunden und nachfolgender Korrekturen, von den Layout-Vorstellungen ganz zu schweigen, mit Ihren Möglichkeiten zwar nicht materiell , aber doch verbal zu zerreissen. Das beeinträchtigt den erhofften Umsatz und hält labile Charaktere, die stets einen Vordenker und Vorkoster nötig haben, vom Kauf ab. Haben Sie auch mal daran gedacht, dass Sie sensible Buch-Autoren mit Ihrer arroganten und überheblichen Kritik in eine Depression treiben können ?

Am liebsten wäre es mir, Sie hätten das Buch überhaupt nicht in die Hände, respektive vor Ihr geistiges Auge bekommen.

Es ist aber geschehen. Bedenken Sie bei all Ihrer berufsbedingten notwendigen Kritik nur eines: Bücher sind zuvorderst für den Leser, den Endverbraucher geschrieben, nie für Kritiker.

Kritiker sind eine selbsternannte, von Zeitschriften honorierte Zunft, die sich als Selektor, als Brennglas, als Nahtstelle zwischen Autor, Verlag und Leserschaft verstehen.

Sieht man einmal vom typischen deutschen Bildungsbürgertum ab, dessen Hauptintention darin liegt, mehr oder weniger einen höheren Sinn in allem zu suchen (und meist nicht zu finden), um damit ernsthaft-humorlos die Um- und Mitwelt zum Gähnen zu provozieren, so dient Literatur der Unterhaltung des Menschen und um seinem Alltag möglichst einige fröhliche oder spannende Etiketten anzuheften.

Kishon und Eugen Roth, vielleicht auch Wilhelm Busch und Karl May, vielleicht heute, um ein paar zu nennen, noch von Hirschhausen und Vince Ebert, haben Ihren Mitmenschen mit Abstand mehr gegeben als Horkheimer und Adorno.

Könnte es sein, verzeihen Sie, dass auch Sie mit den Zähnen arbeiten?

Weil gerade ihr Erstlingswerk, das Sie nach langem Anlauf, quasi als Beweis Ihrer eigenen literarischen Fähigkeiten, in die Welt entlassen haben, von böswilligen Mitgliedern Ihrer eigenen Zunft verrissen wurde?

Springen Sie daher über Ihren Schatten und legen Sie die Messlatte nicht künstlich allzu hoch. Sie könnten sonst verhindern, dass irgendein vom „Zahnstress" geplagter Mitbürger die Gelegenheit erhält, sein Problem mit diesem Buch aus einer anderen Perspektive anzuschauen.

Danke.

## Sie sind Zahnarzt (ärztin)

Na endlich! Ein Fachmann, wie ich annehme. Oder Fachfrau, um nicht in den Verdacht zu kommen, ein Anti-Feminist zu sein.

Was macht man denn so beim Zähneknirschen, dieser Selbstzerstörungswut, dem dentalen Harakiri? Wer anders als Sie sollte darüber ein wenig Bescheid wissen.

Sie werden etwas verlegen? Hat Ihnen denn der Lehrkörper der Universität kein Rezept für diese Krankheit (oder ist es gar keine?) auf den Berufsweg mit gegeben? Eine Knirscher-Schiene, wenden Sie ein. Und sonst nichts?

Sie sind der gesuchte Käufer und hoffentlich auch Leser. Der Preis des Buches dürfte Ihr Budget nur unwesentlich strapazieren!

Denn dieses Buch gibt Ihnen vielleicht noch einige neue Einblicke in ein altes Thema. Eine Schiene, wie Sie heute querfeldein den Patienten routinemässig verpasst wird, ist leider ein viel zu unkritischer, auf wenige Gesichtspunkte reduzierter Denkansatz.

Denn allein aus dieser Schiene resultieren immens viele Folgefragen, die wie ein tropischer Regenguss über uns hängen.

Wie lange ist die Schiene zu tragen? Nur nachts oder auch am Tag? Welche Lage sollte der Unterkiefer einnehmen?

In welchen Kiefer überhaupt kommt sie hinein (zum Glück gibt es nur zwei)?

Welches Material? Wie dick?

Und, und, und...

Die wenigsten zerbrechen sich den Kopf darüber. Dementsprechend liegen auch unglaublich viele dieser Plastikbehelfe in irgendwelchen Toiletten-Schränken, Nachttischen oder werden nur zu bestimmten Feiertagen und sonstigen Anlässen wie Jahresanfang wieder ans Licht geholt und wieder in den Mund gesetzt.

Motto: Neue (alte) Grundsätze für ein neues Jahr!

Schauen Sie einmal Ihre Mitarbeiterin(nen) oder Kollegen an, wie

Sie bei angestrengter Tätigkeit Ihre Gesichtsmuskulatur strapazieren, so beim Amalgam-Entfernen, beim Durchtrennen einer verteufelt harten Brückenkonstruktion oder beim vertrackten Entfernen eines verlagerten Weisheitszahnes, der nach zweistündiger Operation noch immer auf sein Asylrecht im Kiefer pocht.

Die Antistress-Schiene für Zahnärzte, falls im Rahmen manch einer Gesundheitsreform die Umsätze zurückgehen, worauf Sie Ihre Aversionen gegen die schwarze, rote oder grüne Gesundheitsreform abreagieren können, gibt es noch nicht.

Wie könnte sie aussehen?

Glasklar, damit Sie noch den Durchblick für das komplexe Geschehen behalten.

Ein paar rote Punkte, aus Ärger über die falschen Kreuze bei der letzten Wahl.

Wie wäre es mit ein paar grünen Einsprengseln, damit lägen Sie im Trend der heutigen Zeit, da ja schon die alten Volksparteien ängstlich auf die zunehmenden Erfolge der Grünen schielen.

Etwas Elektronisches wie z.B. einen Mikrochip als Konzession an die Moderne - wer weiß, ob das gut geht?

Ein paar Goldsplitter vielleicht noch. Sie selbst sind ja nicht irgendein beliebiger Kassenpatient und ausserdem: Man gönnt sich ja sonst nichts.

Vielleicht noch ein paar Zacken an der Seite. Damit Sie immer wieder schmerzlich in den Chor der Klagenden einstimmen können, dass die Zeiten wahrlich nicht so rosig sind. Die Konkurrenz wird grösser! Aber die Honorare sollen ja demnächst steigen.

Genug der spekulativen Plauderei. Frisch ans Werk.

Bevor Sie Ihre eigenen Zähne abwetzen, nehmen Sie lieber den Knirsch-Ersatz. Vor übermässiger Abnützung muss ich Sie allerdings leise warnen. Der Kunststoff von heute ist auch nicht mehr das, was er früher einmal war.

Wenn man sich schon nicht über das Knirschen abreagieren kann, dann bleibt einem nichts anderes übrig, als sich die Haare zu raufen. Oder die Nägel abzukauen. Auch Dermatologen und Psychologen brauchen ihre Daseinsberechtigung!

Und wenn Sie sich mein Buch „Mars im Spiegel – Mythologisch-bissliche Betrachtungen" zu Gemüte geführt haben, dann wissen Sie, dass Zähne, Haare und Nägel dem Prinzip Mars unterstehen, einem aggressiven Prinzip. Letztendlich sind Sie als Zahnarzt ebenfalls ein Glied in der langen Symbolkette, denn Ihr Instrumentarium wie Bohrer, Zange, Spritzen und Hebel sind marsische Waffen, die aber hoffentlich im Sinn der Humanitas eingesetzt werden.

Und wenn Sie knirschen, dann freut sich der Kriegsgott Mars, denn dann sind Sie in seinem Revier tätig. Die Schulmedizin spricht dann ganz locker und unbefangen von Autoaggression.

### Sie sind Implantologe

Sie kommen gleich nach dem Zahnarzt oder der Zahnärztin: Es boomt auf Ihrem Sondergebiet der Zahnmedizin. Die Menschen wollen keine Prothesen mehr, die man abends ins Glas oder auf den Nachttisch legen muss. Sie, die Patienten, wollen Vollständigkeit vortäuschen wo keine mehr vorhanden ist.

Dafür sind Sie ja da.

Es gab eine Zeit, da hatten die Implantologen einen sehr schlechten Ruf. Ich habe selbst in der Anfangszeit eine Reihe von Seminaren mitgemacht: Wenn ich ehrlich sein soll, von den meisten Referenten hätte ich keinen Gebrauchtwagen gekauft. Es waren viele windige Burschen oder Oberschaumschläger dabei. In deren Augen leuchteten - damals - nur die DM-Scheine!

Die Implantate wurden serienweise wieder entfernt, es sei denn, sie nahmen den Zahnärzten die Arbeit ab und fielen von allein heraus.

Einer der damaligen Protagonisten gab sogar einmal zu, dass er einen Grossteil seiner Praxiszeit damit verbringe, misslungene Implantate wieder zu entfernen.

Heutzutage sind die Implantate wesentlich praxisreifer geworden.

Aber das grosse Geld verlockt viele zu manchmal überhasteten Implantaten in Regionen, in die eigentlich keins oder noch keins hinein gehört.

Was machen Sie dann, wenn es missglückt ist?

Mit den Zähnen, mit Ihren Zähnen knirschen?

Vor Wut oder Enttäuschung!

Manchmal springen die Patienten auch wegen der hohen Kosten vor Schreck ab. Oder gehen zur Konkurrenz. Ihre ganze Eloquenz und Aufklärung (wenn sie denn erfolgt ist) war für die Katz. Auch damit muss man fertig werden. Das Leben bietet eben nicht nur sonnige Abschnitte.

## Sie sind Schönheitschirurg(in)

Sie mögen das Wort sicher nicht – es kling so banal oder vollmundig-vielversprechend, man sagt auch Plastische Chirurgie dazu.

Sie haben sich auf ein schwieriges Betätigungsfeld eingelassen, denn man erwartet von Ihnen so einiges.

Die Damen sehen sich im Geist bereits als halbe Venus oder Aphrodite – ob der Spiegel das nachher auch hergibt, steht in den Sternen.

Auch die Männer lassen sich gern liften oder sich die angehenden Geheimratsecken oder gar die Neunzig-Prozent-Glatze mit neuen Haaren bestücken.

Das soll mehr Männlichkeit ausdrücken als ein kahles Oberstübchen.

Nun stellen Sie sich vor: Die  Dame im mittleren Lebensalter ist mit dem Ergebnis überhaupt nicht zufrieden. Die eine Brust hängt etwas tiefer als die andere und auch die Augenpartie hat sie sich völlig anders, auf jeden Fall jugendlicher vorgestellt.

Mit diesen Reklamationen müssen Sie rechnen, auch wenn Sie darob am liebsten mit den Zähnen knirschen möchten.

Es hilft nichts. Ihr Ruf könnte unter dieser Inkongruenz der beiden Brüste Schaden nehmen, besonders wenn es jemanden aus der selbst ernannten High-Society betrifft. Auch wenn das im Gegensatz zu den Augen nicht jedermann zu Gesicht bekommt.

So stehen Sie in der ständigen Auseinandersetzung mit dem Thema Nicht-Altwerden bzw Jünger-Aussehen. Manchmal heißt es auch, den Auswirkungen der Schwerkraft Einhalt zu gebieten.

Sie leben also mit der ständigen Gefahr, dass man Ihre Künste nicht so schätzt wie Sie es sich vorgestellt haben.

Da könnte man schon mal nach Feierabend oder nach getanem Wirken die Zähne etwas desillusioniert aufeinander pressen.

## Sie sind Hausfrau und Mutter

Diese Kombination liegt mir besonders am Herzen, denn sie sind die wahren Heldinnen unserer Nation.

Denn Sie und niemand anderes sorgt durch Ihre Fürsorge dafür, dass eine Generation von Rentenzahlern nachwächst, um unsere Altersversorgung zu garantieren und Deutschland nicht vergreisen zu lassen.

Die Alterspyramide wird erschreckend kopflastig. Schon die altägyptischen Statiker hätten so etwas äusserst ängstlich als bedrohliche Gefährdung betrachtet.

Ich hoffe, Sie finden in einer ruhigen Stunde, wenn die Kinder im Bett sind und der Ehemann wieder einmal eine nicht zu vermeidende Abendbesprechung mit wichtigen (das sagt er immer!) Leuten hat oder er ist auf Dienstreise, die Musse, sich durch das Buch hin

32

durchzuarbeiten.

Anders als die antiken Amazonen, die im Kampf gegen den Mann (und manchmal auch untereinander) ihr wahres Lebenselixier sahen, ruht auf Ihren schmalen Schultern eine Aufgabe, die selbst den berühmten Sisyphos manchmal nicht hätte härter treffen können.

Wenn nicht Sie manchmal aus der Haut fahren möchten, wenn der Älteste zum drittenmal trotz Nachhilfeunterricht eine Fünf in Mathematik geschrieben hat und womöglich die ersten Zigaretten konsumiert und die Jüngste den Hausschlüssel in den Kellerschacht hat fallen lassen – wer dann?

Hoffentlich haben Sie einen guten Zahnarzt, der Ihnen gescheite Füllungen und Kronen eingesetzt hat, damit Sie Ihren Frust nicht auch noch knirschend auf den Zähnen austoben müssen.

Wie ungerecht doch diese Welt ist!

Die Sekretärin Ihres Mannes, diese widerliche Frau Schulze-Hartleben, zweimal geschieden ist sie schon, hat offenbar den ganzen Tag nichts Besseres zu tun, als mit hochhackigen Schuhen, Escada-Kostümen und Hermès-Parfüm durch das Büro zu stolzieren und Ihrem Mann den Kopf zu verdrehen. Und vor Empfängnis hat die sich immer gehütet.

Trösten Sie sich.

Diese Singles und Yuppies in ihrer Bindungslosigkeit oder Angst vor der Bindung haben auch ihr Los zu tragen.

Wie kann man als Hausfrau und/oder Mutter nunmehr seinen Frust abreagieren?

Die Kinder anbrüllen? Das verschafft zwar erst mal Luft, doch dann kommt der Zwist in der Mutterbrust, genährt durch dreimalkluge Artikelschreiberinnen in psychologischen Kolumnen deutscher Gazetten. Die Lautstärke könnte den Kindern schaden, ihren zarten Ohren wehtun, obwohl das bis zur Schmerzgrenze aufgedrehte Kofferradio, die Ohrstöpsel des mp3-Spielers mit einer noch in fünf Meter entfernten hörbaren Rapper-Musik oder der abendliche Discogang ihnen nichts anzuhaben scheinen.

Streit mit den Nachbarn vom Zaun brechen, weil deren Bäume ihre Blätter massenhaft in Ihren Garten werfen oder deren Sohn wieder mal vor Ihrer Garage geparkt hat?

Einen Streit mit denen anfangen?

Dann ist man angeblich als unleidlich und zänkisch verschrien.

Den Punchingball Ihres Mannes im Keller bearbeiten? Macht Ihnen keinen Spass.

Frauenfussball?

Auch wenn die deutschen Frauen trotz aller vollmundigen Prognosen und neuer Trainerin es nicht immer bis ins Finale schaffen!

Kampfsport? Tai Chi, Teak won do und, und? Es gäbe der Möglichkeiten viele! Alles nicht ihr Ding?

Ich möchte Ihnen ein ganz altes Hausrezept deutscher Ehefrauen verraten, das von Generation zu Generation weitergegeben wurde und heute – leider – durch die falsche Apostrophierung „Spiessigkeit" ausser Mode gekommen ist.

Können Sie nachempfinden, warum so viele Kissen auf deutschen Sofas, Chaiselonguen, Ottomanen und Diwans herumlagen? Nein?

Hatten die Ehefrauen unserer Altvorderen bis nahezu in die späten Achtziger Jahre das unstillbare Verlangen, sich unterdrückte Emotionen vom Leib zu schaffen, dann gingen sie zu all ihren Kissen und hieben mit kräftigem Karateschlag auf die obere Mitte dieser dekorativen Kopf- oder Steissunterlage.

Der entstehende Knick war so recht befreiend. Dreimal im Uhrzeigersinn durch die Wohnung und sämtliche Zornesanwandlungen waren verflogen.

Sie glauben's nicht? Machen Sie es nach!

Sie schonen mit solch einfachen Hausmitteln Ihre Zähne.

## Sie sind Autofahrer(in) der besonderen Art

Sie sind immer in Eile. All diese Beschränkungen wie 30km-Vorschrift innerhalb geschlossener Ortschaften sind Ihnen ein Dorn im Auge. Und dann die langsamen Störenfriede, die mit ihrer an den Schildern angepassten Geschwindigkeit den Verkehr nur aufhalten. Wieder so ein Trottel werden Sie ungeduldig sagen, der mit seiner Behördenhörigkeit Sie an Ihrer per Grundgesetz deklarierten Entfaltung hindert.

Da kann man schon schnell den Zeigefinger an die Schläfe tippen.

Sie können aber normale Autofahrer – wenn es denn so etwas gibt – ganz schön nerven, wenn Sie denen immer so dicht hinten drauf sitzen.

Sie glauben allen Ernstes, dass Sie mit Ihrer Reaktionsschnelligkeit in die Fussstapfen von Michael Schumacher oder Sebastian Vettel treten können.

Haben Sie denn noch gar nicht registriert, wie oft diese Könner auch mit Karambolagen gesegnet wurden und werden.

Und auch Ihnen wird es mal so gehen, dass Sie einem Vordermann hinten drauf fahren.

Nur ist es nicht so wie bei den Könnern! Bei Ihnen könnte die Polizei vorbeischauen. Als Auffahrer haben Sie in der Regel immer Schuld! Zudem freut sich Ihre Versicherung überhaupt nicht über Ihren Schaden.

Auch die mitleidigen Blicke der vorbeifahrenden Autofahrer müssen Sie ertragen. Gut, dass Sie die Kommentare nicht hören.

Vielleicht ist es eine Lehre für Sie!

Wutentbrannt über den nach Ihrer Ansicht dussligen Fahrer vor Ihnen zu schimpfen bringt Ihnen gar nichts.

Wie wäre es als Alternative mit Zähneknirschen?

## Sie sind (Voll)Bart-Träger

Entgegen landläufigen Unterschiedsmerkmalen möchte ich diesen Typus anders differenzieren bzw eine andere Unterteilung erstellen. Es gibt die Kompensierer und die Nicht-Kompensierer.

Die erste Spezies möchte, ganz dezent versteht sich, darauf hinweisen, dass die entschwundene Haaresfülle zwar einen breiten Scheitel hinterlassen hat, jedoch nur etwas nach unten, der Schwerkraft folgend, eine neue Prunkstätte gefunden hat. Mit dem Kinnbart zeigen Sie der kritischen Umwelt, dass Sie trotzdem noch etwas Testosteron in der Adern haben. Ihr Hauptanliegen ist Kompensation. Wenn schon nicht oben, dann eben etwas weiter unten.

Dafür haben Sie den grossen Vorteil, mehr Sonnenbräune zeigen zu können. Selbst aus der Vogelperspektive ist Mallorca oder vierzehn Tage Gran Canaria nicht zu übersehen. Aber dafür verbrauchen Sie mehr Sonnenschutzmittel als ein Haupt-Behaarter. Auch ein kahler Schädel will umsorgt sein. Gut für die Sonnencreme-Hersteller!

Vielleicht tut es auch eine Baseball-Kappe.

Die zweite Gruppe schaut nur mit einem schmalen Bereich, ähnlich einer verschleierten Orientalin, aus der Lockenpracht hervor. Dieser Look erinnert ein wenig an gesunde Lebensführung, Vollwertkost, Bioläden, Pseudo-Intellektuelle, Bundeswehr- und Atomkraftwerkgegner, Endlager-Verhinderer, Berufs-Protestierer, wie sie zur Zeit sehr undemokratisch in Stuttgart am Bahnhof anzutreffen sind oder sich als Klima-Aktivisten betätigen.

Die Birkenstock-Latschen sollten nach Möglichkeit nicht fehlen und auch an Ihrer Kleidung hätte ein australischer oder neuseeländischer Wollschafzüchter seine helle Freude. Alles Natur!

Die Original-Jute-Einkaufstasche gibt dem ganzen noch den richtigen Sahnetupfer.

In einer Zeit, in der Elektrorasierer zum normalen Haushalt

gehören und, wenn man der Reklame Glauben schenken darf, die edelstahlgehärteten Konturenklingen ein Männermorgengesicht in einen zarten Kinderpopo verwandeln, gibt es keine Rasierverweigerungsgründe mehr.

Oder doch?

Sollte die These richtig sein: Je grösser der Bart, desto mehr will sein Träger verbergen?

Die Falten, das Muskelzucken, die Mimik, vielleicht sogar die Pickelnarben der Pubertät. Selbst das Kaumuskelspiel beim aufgeregten Zähneknirschen entzieht sich weitest der Wahrnehmung.

Soviel zu den Vollbärtigen.

Ihnen zur Seite steht die Gattung der Partialbartträger.

Da gibt es den perioralen Bärtigen, im Volksmund auch Klobrillen-Bart oder Spaghetti-Fänger genannt. Die Motivation für dieses Circum-ferent-Gebilde liegt ein wenig im Dunkeln. Meines Wissens ist bislang noch keine Psychologie des Bartträgers in Druck gegangen.

So lassen Sie mich dem impulsiven Ross der Phantasie ganz vorsichtig die Sporen geben.

Soll der Mund, der immerhin ein gerüttelt Mass an Boshaftigkeit von sich geben kann, martialisch untermalt werden? Wollen Sie Ihrem Gesicht mehr Ausdruckskraft verleihen?

Ist das Ganze ein visuelles Ablenkungsmanöver, um unschöne Zähne zu verbergen?

Um dieser Bärtigkeit nicht allzu viel Gewicht zu verleihen, sei Ihr Augenmerk nur noch auf zwei Variationen zum Thema Bart gerichtet.

Da wäre einmal der Oberlippenbart. Früher fand man ihn grösstenteils als Zierde türkischer, griechischer und arabischer Männer. Moustache wurde er elegant bezeichnet.

Grandios war er auch zur Zeit unseres letzten Kaisers. Geschwungen an den Enden. Eine schwierige Aufgabe für alle Adepten, diese

Form jeden Morgen aufs Neue zu arrangieren.

Inzwischen hat er, der Oberlippenbart, auch bei uns in Deutschland seine Anhänger gefunden. Bei einer Kommentierung gerate ich jedoch ins Stocken, da ich seit rund dreißig Jahren auch zu dieser Unterspezies der Bartträger gehöre.

Sie kennen doch das Gerücht von der Eigenblindheit - dahinter ziehe ich mich ganz verlegen zurück.

Eine spezielle Oberlippenbartform – ein zu langes Wort, ich schreibe es noch mal neu unterteilt – Oberlippen-Bart-Form ist allerdings seit dem Versuch, ein tausendjähriges Reich zu installieren, etwas in Misskredit geraten. Man sagt jenem Bartträger nach, dass er seine Aggressionen nicht an den Zähnen abreagiert zu habe, sondern in einen Teppich zu beissen pflegte. Wahrscheinlich waren schon damals die orientalischen Teppiche mit Chemikalien behandelt, die sich wohl negativ auf die zentralen Hirnregionen ausgewirkt haben müssen. Das deutsche Volk musste in seiner Gesamtheit dann die Fehlübertragungen in den Hirn-Synapsen des Grössten Feldherrn aller Zeiten tragisch ausbaden.

Der Volksmund in seiner Trefflichkeit unterstellte dem letzten deutschen Kaiser mit seinem hochgeschwungenen Bart die Intention „Lang lebe Deutschland", während der verhinderte Maler aus Braunau / Österreich mit seinem Oberlippenbart die These vertrat: „Alles kurz und klein!"

Genug der Retrospektiven, sonst landen wir noch bei den Germanen oder den alten Griechen.

Als letztes wäre die wohl merkwürdigste Bartform zu erwähnen, nämlich den Kinnbart als ausschliessliche Gesichtszierde, der zuweilen die Ähnlichkeit mit einem Ziegenbart aufweisen kann.

Sie sind Mamas Liebling und wissen es nur nicht! Sie haben sich noch immer nicht aus dem übermächtigen Schatten Ihrer Mutter gelöst.

Es ist aber Zeit, höchste Zeit!

Wann wollen Sie endlich einmal erwachsen werden? Wenn überhaupt?

Also denn, Zähne zusammen gepresst, her mit dem Rasierer und ab mit dem Ding, dem Bart natürlich. Sie tragen nämlich die unsäglichste, die kläglichste aller Bartformen.

Jetzt gefallen Sie mir schon viel besser!

Was die anderen Bartformen anbetrifft: Machen Sie sich einfach mal Gedanken, ob das Ding zu Ihrem Typus passt!

Ach ja, da hätte ich beinahe noch eine Form des Bartträgers vergessen. Gestern sah ich ihn zufällig an der Supermarkt-Kasse. Spontan dachte ich bei mir: Der muss noch mit unter diese Rubrik.

Sie haben ihn sicher schon mal als Vorstandsvorsitzenden einer grossen bekannten deutschen Firma gesehen.

Es ist der Walross-Bart!

Eine merkwürdige Variation. Wie kann man mit so einem Wulst überhaupt essen ohne dass ständig Anhängsel in Suppe oder Salatsosse hängen?

Die Motivation ist mir rätselhaft. Von Ästhetik kann wohl nur schwerlich eine Rede sein. Beim Knirschen könnte ich mir aber vorstellen, dass man dank der langen Ausleger rechts und links die Mimik gut beobachten kann.

Vielleicht wollen ihre Besitzer ja für die Erhaltung der Lebensräume für Seehunde und Walrösser werben. Wer weiss!

## Sie sind Choleriker(in)

Sie sind also eine(r) von jenen katapultesken Typen, denen die Zornesader (welch treffsichere Volksbeobachtungsgabe!) schnell schwillt und die darob rot sehen. Kaum gereizt, schon sind Sie auf achtzig.

Nur achtzig, werden Sie entgegnen, was fällt diesem Autor eigentlich ein, Begriffe aus einer betulichen Zeit zu wählen, in der

Postkutschentempo bereits atemberaubend war oder man vor der schnellen Eisenbahn von Nürnberg nach Fürth warnte.

Wenn schon, dann mindestens einhundertachtzig!

Na gut, des lieben Friedens willen, konzediere ich Ihnen diesen Forderungswunsch, ehe Sie im aufwallenden Missverstandenseins das Buch an die Wand  oder sonst wohin werfen.

Darf ich Ihnen eine bescheidene Frage stellen? Wie halten Sie es eigentlich mit dem Knirschen?

Von diesen physisch-psychischen Selbstverstümmelungsmass-nahmen halten Sie gar nichts!?

Ihre Devise heisst:

Was gesagt werden muss, das muss gesagt werden. Und zwar deftig, deutlich, schneidend und unüberhörbar. Manchmal gar verletzend.

Das tut Ihnen gut! Wie ein Urschrei!

Haben Sie dabei auch an die anderen gedacht, die sich unter Ihrer Zornes-Suada ducken und ihre Köpfe einziehen? Stille macht sich breit, Ängstlichkeit durchwabert den Raum. Dschingis-Khan hat wieder zugeschlagen. Es fehlt Ihnen einfach ein Gegen-Choleriker – dann würden die Fetzen fliegen.

Nicht immer zu Ihrem Gaudi. Wohl aber zur still-heimlichen Freude der Beobachter. Die Gladiatoren stehen in der Arena, zum Kampfe bereit.

Doch nicht in coram publico wird der Daumen nach oben gerichtet oder gesenkt.

Das geschieht in den Hosen- und Jackentaschen der Umstehenden. Feiges Volk, werden Sie sagen. Am liebsten würden Sie denen das direkt ins Gesicht sagen.

Halt, halt, möchte ich Ihnen, den Streithähnen, ins hoffentlich noch aufnahmefähige Gewissen reden. Hin und wieder kann es von Vorteil sein, im Leben einige Freunde zu haben und zu behalten. Schlagen Sie also nicht zu!

Im übrigen empfehle ich Ihnen ein bewährtes homöopathisches Mittel – Nux vomica, die Brechnuss.

Das macht aus Ihnen zwar kein Lamm und schon gar keinen Friedensnobelpreisträger.

Ihre Mitmenschen aber, die könnten es unter Umständen als wohltuend empfinden, nicht in einer marsisch aufgeheizten Atmosphäre ausharren zu müssen.

Da es so gut in dieses Buch passt: Vielleicht lassen Sie Ihren Druck ab und zu an den Zähnen aus.

### Sie sind Computer-Spezialist

Was kann Ihnen nicht alles passieren, das Sie vor Frust und Ärger mit den Zähnen knirschen lässt.

Manchmal meint man, dass so ein Computer häufig als Medium zum Ärgern geradezu prädestiniert ist.

Das fängt schon bei so einfachen Dingen an: Er – er soll mal maskulin genannt werden, obwohl humoristische Experten über das Geschlecht von Computern streiten – behält sich vor, einfach nicht zu starten. Zehnmal die Start-Taste gedrückt – nichts.

Oder: Sie haben einen längeren Bericht verfasst, aber vergessen, diesen immer mal zwischendurch abzuspeichern. Plötzlicher Absturz! Die Arbeit und die Ideen von mindestens zwei Stunden sind verloren. Noch mal von vorn!

Noch schlimmer: Die Festplatte gibt ihren Geist auf und mit ihr verschwinden sämtliche aufgespielten und hoffentlich ehrlich erworbenen Programme. Blauäugig wie Sie sind oder waren, haben Sie an ein ewiges Leben dieser Platten gedacht und vergessen, ab und zu das System auf einem externen Medium zu sichern.

Da kann einem schon der Hut hochgehen, die unflätigen Flüche wollen wir mal nicht berücksichtigen.

Vielleicht kriegen in dieser Phase der Enttäuschung auch die

Zähne ihren Teil ab.

Aber es gäbe noch eine Möglichkeit für schnell Entschlossene, seinen Frust abzureagieren.

Nehmen Sie das ganze aufsässige Ding und schmeissen Sie es gegen eine Wand oder Mauer. Je kleiner das Gerät, desto besser.

Oder Sie suchen einen kompetenten PC-Laden auf und überreden die Leute, sämtliche Daten von Ihrer Festplatte gegen viel Honorar wieder zum Leben zu erwecken.

Das erspart Ihnen das destruktive Zähneknirschen.

## Sie sind „Spiegel"-Leser(in)

Spiegel-Leser wissen mehr – Negatives!

Das rote Outfit des Blattes weist schon intensivst darauf hin:

Hier wird nicht liebevoll miteinander verkehrt, sondern mit harten Bandagen zur Sache gegangen. Es geht ja um Umsatz!

Das Rot springt regelrecht ins Auge – und am Samstag greifen Sie fast automatisch zu dem am Kiosk aufgestapelten Blatt.

Was mag wohl in den Köpfen der Redakteure vorgehen, die vorwiegend den Haken und Ösen der aktuellen Weltgeschichte nachspüren und dabei total vergessen, dass diese Welt auch positive Seiten hat. Leider verkauft sich das nicht so gut.

Wahrscheinlich handeln die Schreiberlinge des Blattes nach der Devise: „Wenn ich schon so etwas wie Aggression in mir habe, dann nichts wie raus damit und wenn es mit Feder und Papier ist oder heute mit dem Laptop! Dann bin ich sie los und meine Welt stimmt wieder — scheinbar"

So mancher Politiker, so mancher Wirtschaftler, so mancher Sportler, Mediziner oder Künstler wird am Wochenende zornbebend ingrimmig die gegen ihn erhobenen Vorwürfe oder den über ihn ausgegossenen Spott zur Kenntnis genommen haben.

Es ist schon immer einfacher gewesen, das Sandkorn im Auge

des anderen wahrzunehmen (und zu kritisieren) als den Stein im eigenen Auge.

Packt man es nur richtig an und hat das Glück der rechten Stunde zur Seite, so kann das Geschäft gar nicht schiefgehen. Es sei denn, die Leserschaft *focus*-siert sich auf andere, neuere Produkte ein.

Und Sie liebe(r) Leser(in) des Spiegels, der hinter vorgehaltener Hand oft hämisch über ein Elaborat dieser Wochenpostille gelacht hat, das einen Mitbewerber um Amt und Würden brachte, können nie sicher sein, dass Sie auch einmal zur Zielscheibe der Samstags-Zyniker-Schreiberlinge werden.

Dann hilft wiederum nur eines:

Zähne zusammenbeissen, ohn-*mächtig* die Gesichtsmuskeln spielen lassen. Denn oft genug waren Sie der lachende Dritte.

Und zu guter Letzt: Sie wissen ja, die Gegendarstellungen liest ohnehin kaum ein Mensch.

### Sie sind Astrologe(in)

Dann sind Sie gewissermassen etwas Besonderes, denn Sie haben mit Ihren Hilfsmitteln, den Tabellen und Ephemeriden, die Möglichkeiten, das aufzudecken, was den Einzelnen im Inneren zusammenhält oder ihn auseinanderdriften lässt.

Sogar die Anlage zum Knirschen sollte Ihnen nicht verborgen bleiben. Oder?

Die Schule, der Sie entstammen oder der Sie sich beigesellt haben, ist von untergeordneter Bedeutung. Nur die sogenannte Hamburger Schule mit den am Himmel umeinanderwirbelnden oder genauer: dahinzockelnden Konstruktionspunkten jenseits von Pluto erscheint ein wenig befremdlich.

Sie knirschen selbst mit den Zähnen.

Ja, dann riskieren Sie doch mal einen Blick in Ihr eigenes Geburtsbild.

Ist da vielleicht ein harter Aspekt zwischen dem Mars, dem aggressiv-dynamischen Seelenanteil in Ihrem Sternenrund und dem Saturn, dem beharrenden, strukturverhafteten einschränkenden Wandelsternprinzip.

Ist es ein Quadrat?

Oder stehen sich die beiden ein Leben lang oppositionell gegenüber?

Im ununterbrochenen Wechselspiel, zwischen einem trotzigen „Ich will aber" und dem erhobenen Zeigefinger „Man macht / soll nicht!".

Hat Ihnen die unergründliche Boshaftigkeit des Schicksals den Mars gerade dahin positioniert, wo er sich am wenigsten entfalten kann, nämlich unter die strenge Herrschaft des Steinbocks.

Dann geht es Ihnen wie dem kleinen Lausbuben, der etwas ausfressen möchte, aber doch vor der Autorität des Vaters zurückschreckt.

Auf einer anderen Ebene geht es Ihnen vielleicht ebenso.

Wenn dem eigenen Tatendrang (Mars) die Zügel (Saturn) auferlegt werden, dann bleibt unter anderem die Möglichkeit, es an den Zähnen (Mars-Symbolik) auszutoben.

Es sei denn, Sie ziehen es vor, mit der marsischen Axt das saturnin-feste Holz in Ihrer Freizeit zu bearbeiten. Davon bekommen Sie Schwielen?

Dann also doch lieber die Zähne!

Gut Schmelz!

## Sie sind Astronom(in)

Wenn schon den Astrologen in diesem Buch ein paar Zeilen gewidmet sind, so will ich Sie fairerweise nicht auslassen

Sie stellen den Gegenpol zu den Astrologen dar. Sie wissen aber offenbar nicht, dass beides einmal in manchen grossen Geistern vereint war. Kepler, den Sie mit Sicherheit mit seinen Planetenge-setzen kennen, war noch auf beiden Gebieten präsent.

In dunkler Nacht hocken Sie also vor dem Fernrohr und verfolgen den Lauf der Planeten oder tauchen ein in die Weiten unseres Universums.

Viel Lorbeeren gibt es in unserem Sonnensystem nicht mehr zu gewinnen, denn die Planeten sind samt und sonders bekannt. Und dem im Jahr 1930 zuletzt gefundenen, Pluto, hat man inzwischen wegen seiner Kleinheit den Status eines richtigen Planeten aberkannt.

Nicht eben zur Freude der Astrologen, die mit diesem Planeten eine irgendwie stimmige Astro-Philosophie aufgebaut haben.

Und von seiner Sorte kreisen noch einige Winzlinge im sogenannten Kuiper-Gürtel jenseits des Pluto herum.

Ja, wie wäre es dann mit den Exoplaneten, also den Begleitern anderer Sonnen, von denen inzwischen fast viertausend bekannt sind.

Auf diesem Gebiet können Sie sich noch austoben.

Also, nichts wie hin, in die trockene Atacama-Wüste nach Chile, zu den Himmelsobservatorien in der Höhe mit der klaren Luft, wo man eher die Chance hat noch etwas zu entdecken.

Sie riskieren aber Autoritätsverlust, wenn Sie zu früh mit einem Ergebnis in die Welt herausposaunen, dass Sie einen erdähnlichen Begleiter entdeckt hätten.

Auf solche Distanzen ist es schwer, Genaues zu beobachten. Und die indirekte Methode durch Registrierung der Helligkeits-schwankungen am betreffenden Zentralgestirn erscheint ein wenig ungenau. Die Voraussetzung, dass sich nämlich Erde, Exoplanet und seine Sonne genau in einer Linie befinden, ist ziemlich selten.

Was halten Sie von dem Gefasel von dunkler Materie, die man nicht sehen kann und die überall im Weltraum verstreut sein soll?

Irgendwie paradox, von Materie zu sprechen, auch wenn sie dunkel ist, aber man nichts davon sehen kann. Manchmal kommt man bei der Begriffsgestaltung von Wissenschaftlern ins Grübeln.

Ob es die Schwarzen Löcher tatsächlich gibt? Vielleicht sind die in hundert Jahren wieder aus der Mode wie die UFOs.

Nun denn, Zähne zusammen gebissen, es gibt in diesem Universum noch so viel zu explorieren!

### Sie sind Lehrer(in)

Kein leichter Beruf mehr, fürwahr! Besonders an den höheren Schulen, Gymnasien und Berufsschulen. Ihre Rechte werden immer weiter eingeschränkt. So manchmal, wenn Sie das grosse Lineal irgendeinem hoffnungsvollen Nachwuchs um die Ohren schlagen oder die Vase mit den von Ihnen mitgebrachten Blumen in die Unruheecke hinten links schleudern möchten — dann müssen Sie cool bleiben, auch wenn Ihnen nicht danach zumute ist.

Wie hatten es die Lehrer in der guten alten Zeit, die sich bis in die Nachkriegszeit erstreckte, doch leicht.

Der Rohrstock galt als Autoritätssignal. Welch eine seelische Befreiung für den Lehrer, wenn der Delinquent die wohlverdiente Tracht mit zusammengebissenen Zähnen auf seinen Platz trug! Manchmal erfüllte auch eine gezielte Ohrfeige (früher sagte man auch Maulschelle dazu) ihren Zweck und Sinn.

Kein Wunder, dass Sie Ihre tagtäglich geschürten Aggressionen anderweitig abfliessen lassen müssen.

Zweifelsfrei ist das der Grund für Ihren Griff zu diesem Buch. Denn Sie ertappen sich oft beim Zähneknirschen und manchmal haben Sie morgens das Gefühl, einen Kaumuskelkater zu haben.

Vielfach weist der Ehepartner, oder sagen wir in diesen Zeiten der angestrebten Unverbindlichkeiten besser Lebenspartner, auf das Muskelspiel seitlich am Kiefer hin, besonders, wenn Stress-Situationen im Spiel sind oder er (oder sie) dadurch im Schlaf gestört wird

Wie können Sie nun Ihren Frust / Stress / Ärger in die rechte Bahn kanalisieren?

Es sind ja nicht nur die Schüler und Schülerinnen!

Die Eltern, die bei der Erziehung ihrer eigenen Nachkömmlinge versagt und nie Zeit für sie hatten, weil es offenbar stets Wichtigeres zu erledigen gab — diese (Raben)-Eltern erwarten nunmehr von Ihnen, die eigenen Versäumnisse wieder wettzumachen.

Vielfach unterliegen manche Eltern der Illusion, ihr eigener Nachwuchs habe verborgene Talente und er (oder sie) sei ein verkappter zweiter Einstein, nur die Lehrer merken das nicht.

Und zu guter Letzt: Das Nachbar-Ehepaar von schräg gegenüber! Ihnen könnte jedesmal die Galle überlaufen, wenn diese unausstehliche Frau Huber sich hinterhältig-missgünstig erdreistet, zum zigsten Male die dümmliche Frage zu stellen: „Ach, haben Sie schon wieder Ferien?" Dabei verwenden Sie doch einen Grossteil Ihrer sauer verdienten Ferien zur Fortbildung und zum Hefte korrigieren.

Es gibt — leider — kein Allheilmittel gegen derart gehäufte Anlässe zum Zähneknirschen. Den einzigen Tipp — zugegeben, er ist nicht eben geistreich – den ich Ihnen vermitteln kann, wäre:

Legen Sie sich eine lebensgrosse Puppe zu, gleichgültig, ob sie nach Mann oder Frau aussieht und ungefähr zwanzig Namensschilder (das sollte im Grunde reichen).

Je nach Ärgernis hängen Sie der Puppe das entsprechende Namensschild um und auf geht's. Ob mit der Faust oder mit der Rute – das liegt an Ihnen. Die erleichternde Wirkung wird noch gesteigert, wenn Ihr Tun durch Schreie oder sonstige verbale Ausfälle begleitet wird.

Sollte Ihr Lebenspartner oder sonst ein Familienmitglied etwas befremdet die Stirn runzeln, so geben Sie einfach vor, eine neue asiatische Kampfkunst einzustudieren. Das wird heute allgemein als Schritt persönlicher Fortentwicklung akzeptiert und toleriert.

## Sie sind Gewerkschaftsfunktionär(in)

Knirschen Sie ruhig vorher noch einmal richtig, bevor Sie diese Zeilen lesen.

Sie sind in keiner beneidenswerten Situation, denn aus der Notwendigkeit des 19. Jahrhunderts heraus geboren, geraten Sie zusehends in die Gefahr, im Museum der Geschichte unter der Abteilung Fossilien abgestellt zu werden.

Aber wie jede Institution um ihre Daseinsberechtigung kämpft und nur zögerlich alte Erbhöfe aufgibt, so müssen auch Sie immer wieder auf Ihre Notwendigkeit pochen, indem Sie Jahr für Jahr höhere Löhne und Gehälter fordern, teilweise wahrscheinlich gegen Ihre innere Einsicht.

Die drastisch zurückgehenden Mitgliederzahlen beweisen, dass man entweder die Beiträge sparen will, Ihre Anwesenheit nicht mehr für erforderlich hält oder sich auch ohne Sie vernünftig einigt.

Besonders peinlich sind Ihre Aktivitäten, wenn Sie solch wichtige Institutionen wie die Bundesbahn oder die Flughäfen bestreiken lassen, da Sie damit Abertausende von Unschuldigen treffen, die grösstenteils kein Verständnis für Ihre ideologisch eingefärbten Forderungen haben.

Manager kleinerer Unternehmen klagen häufig über Zeitvergeudung durch Verhandlungen mit einem Betriebsrat, der seine Wichtigkeit unter Beweis stellen möchte.

Es ist immer wieder erstaunlich, wie Sie die Mitgliedsbeiträge Ihrer Schäfchen für die Anschaffung von Mützen, Fähnchen und Protestschildern vergeuden.

Die Arbeitslosen sind Ihnen im Grund so richtig wurscht, denn die zahlen ja keine Mitgliedsbeiträge und finanzieren damit nicht Ihren gehobenen Lebensstil und Ihre Luxus-Karosse mit zig Pferdestärken.

Aber es gibt unter Ihren Kollegen genügend kluge Köpfe, die

Ideen und Visionen haben und nicht nur am Althergebrachten kleben.

Ein Anschluss an derartige Gruppierungen könnte mit Sicherheit auch Ihnen dabei helfen, das frustrierende Zähneknirschen zu überwinden und aktives Neuland zu beschreiten.

Lesen Sie bitte als Ausgleich auch die Kolumne über Arbeitgeber.

### Sie sind SPD-Mitglied

Wie fühlt es sich an, in einem Fahrstuhl zu sitzen, der keine Tasten für die Fahrt nach oben aufweist, sondern ausschließlich die Abwärtsbewegung vorschlägt?

Hilft es, zerknirscht in einem der unteren Stockwerke den Fahrstuhl zu verlassen?

Mit Sicherheit nicht. In den Köpfen der Wähler werden Sie auch da eingeholt.

Manchmal wird man nicht einmal mit einem Fahrstuhl konfrontiert sondern mit einem Schleudersitz. Das scheint jetzt in Ihrer Partei ein beliebtes Möbelstück geworden zu sein. Kein Wunder!

So mancher aus Ihrer Führungsriege hat offenbar wegen zu hoher Anforderungen zerknirscht das Studium abgebrochen und ist mit dieser unvollständigen Ausbildung in die Politik ausgeschert. Der Fairness halber seien keine Namen erwähnt. Wir wollen niemanden bloßstellen, um ihm Frustreaktionen auf seinen Zähnen zu ersparen.

Aber einmal eine persönliche Frage:

Haben Sie jetzt in der Partei mehr Erfolg? Gibt es keine Gründe, um ab und zu das Handtuch zu werfen oder auf seinem Gebiss die fehlende Anerkennung abzureagieren?

Wir wollen es nicht übertreiben, sonst klingt es so nach Häme.

Trotzdem: Mal sehen wie lange das neue Führungs-Duo auf seinen Plätzen sitzen oder kleben bleibt.

## Sie sind Arbeitgeber(in)

Sie gehören, wie Sie meinen, zu jener Zunft, die unser Land und seine Wirtschaft nach vorn bringen.

Ohne Sie geht es einfach nicht, ohne Sie läuft nichts, kein Ressort, in das Sie nicht hineinfunken.

Mit einem Ohr, wenn nicht mit beiden, sind Sie immer dabei, was um Sie herum passiert.

Fünf Sekretärinnen in drei Jahren – ein deutlicher Hinweis: So leicht macht es Ihnen keine recht.

Haben Sie sich mal Gedanken darüber gemacht, dass Angestellte auch Menschen sind, Individuen, mit allem was dazu gehört.

Ein tyrannischer Chef trägt erheblich zur heutigen Mode-Krankheit Burn-out bei.

Sie neigen etwas zur Fülle, Ihr Lachen ist etwas zu laut und jovial.

Der ständige Stress, das Pseudo-Gefühl, immer und überall präsent sein zu müssen, hat auf Ihren Zähnen bereits gravierende Spuren hinterlassen. Die Kontur der oberen und unteren Frontzähne ist wie eine Linie von rechts bis links (und umgekehrt). Auch die hinteren Zähne sehen aus, als hätte sie jemand mit Sandpapier glatt geschliffen. Die Kiefermuskeln sehen beidseits stark geschwollen aus.

Die meisten Zähne sind jedoch noch fest – ein Zeichen, dass Ihr Selbstbewusstsein nicht unerheblich ist.

Die Zeit, dieses Buch in seiner Gänze zu lesen, werden Sie kaum finden.

Es sei denn, Sie delegieren etwas an Ihre Mitarbeiter. Auch eventuell das Lesen dieses Buches.

Aber wir, mein Verlag, seine Mitarbeiter und ich, danken Ihnen für den Kauf dieses Buches.

Die Wirtschaft, auch die literarische, lebt von Leuten wie Ihnen.

## Sie sind Cabrio-Fahrer(in)

Es mag wunderlich klingen, einer bestimmten Spezies der Autofahrer-Gilde in diesem Buch ein eigenes Kapitel zu widmen.

Laut Statistik sind im Jahre 1993 rund 70.000 Cabrios neu zugelassen worden. Rechnet man den Altbestand hinzu, so ergibt sich ein erkleckliches Quantum – Grund genug, diese Oben-ohne-Truppe in einem Knirscher-Brevier zu erwähnen.

Im Jahr 2011 dürfte sich die Zahl mindestens verdoppelt und bis zum Jahre 2019 verdreifacht haben.

Man kann die Cabrio-Gemeinde grob in zwei Untergruppen einteilen.

Zur ersten gehören jene Flanier-Typen, denen das Gesehenwerden wichtiger ist als das Sehen. Betont langsam schleichen Sie die Strassen entlang, die gerade „in" sind, von Sylt bis nach Schwabing oder über den KuDamm. Damit niemand sie übersieht, drehen sie gleich mehrere Runden. „Mega-in" gehört das Handy und das Smartphone oder sogar noch ein Tablett-PC dazu, um die eigene Wichtigkeit und die Kommunikationspotenz zu unterstreichen.

Für die Abteilung Zähne-Pressen ist die zweite Gruppierung wichtig, die bei jedem kleinsten Sonnenstrahl das Verdeck herunterlässt. Es sind jene wetterharten Typen, die wohl davon besessen sind, dass sich das teure Stück auch als solches, nämlich als Frischluft-Karosse amortisieren muss, und so fahren sie dann, vom Fahrtwind gebeutelt, heldenhaft, stählern, bereits oder noch zu Jahreszeiten in denen ein normaler Autofahrer nicht einmal das Schiebedach oder die Seitenfenster vor Kälte öffnen würde.

Gelobt sei, was hart macht. Zähne zusammen und Verdeck nach unten.

Die späteren Arztrechnungen für Hals- und Bronchialkatarrhe zahlt ja die Solidargemeinschaft der übrigen Autofahrer in ihren Hard-Cover-Blechkisten mit!

## Sie sind Fast-Food-Liebhaber(in)

Die folgenden Ausführungen sind rein theoretischer Natur, da ich in meinem Leben erst zweimal in einer solchen Institution war: Einmal in den USA auf einer Rundfahrt, da gab es nichts anderes, einmal in Berlin, weil es schnell gehen musste.

In gebührendem Abstand zum Rohköstler, der mit echter oder gespielter Verachtung an den Stätten Ihrer Abfütterung vorbeigeht, möchte ich Sie in diesem Buch zu Worte kommen lassen.

In Ihrem Pappdeckel-Kunststoffbecher-Milieu ist alles auf Schnelligkeit angelegt.

Schnell gemacht, schnell gegessen – die Welt kann nur gedeihen, wenn der Umsatz stimmt.

Wenn Ihr Antipode genüsslich eine einzige Möhre angeknabbert hat, ist Ihr Express-Burger schon längst im Magenausgang in Richtung Dünndarm unterwegs.

Das Alibi-Salatblatt zwischen den beiden hellen Hälften (mit Brötchen / Semmeln / Rundstücken – je nach deutschem Gau – sollen die etwas gemein haben!) deckt sicher nur einen Bruchteil Ihres Tagesvitaminbedarfs.

Wozu hat Ihnen die Natur überhaupt so etwas wie Zähne gegeben? Für Ihren Bedarf täte es auch das Zerdrücken zwischen zwei zahnlosen Kiefern.

Das komisch-braune Getränk, das Sie dem Big Mac hinterherschütten, brauchen Sie doch auch nicht zu kauen.

Man sagt diesen Institutionen so einiges nach. Da mir aber handfeste Beweise fehlen, klammere ich diese Verdächtigungen aus.

Vermutlich brauchen Sie Ihre Zähne einzig und allein für die Abreaktion des selbstgewählten Stresses. Sie glauben doch nicht allen Ernstes, dass Sie bei Ihren Fahrten in ihrem Kleinwagen mit aufgedrehter Stereo-Anlage – man hört die Musik bereits, bevor man das Auto sieht – Ihrem Nervenkostüm Streicheleinheiten nach dem Besuch einer Fast-Food-Institution verpassen.

Auch der Disco-Besuch von gestern abend, von Super-Boxen beschallt, von Lichtblitzen umflort, muss noch irgendwie nachgearbeitet werden. Ehe Sie also auf offener Strasse Randale machen, um Ihre Aggressionen zu entladen, nehmen Sie lieber die eigenen Zähne. Sonst haben die bei Ihnen gar keine Daseinsberechtigung. Nehmen Sie die Worte nicht gar so tragisch, denn natürlich gibt es unter Ihrer Spezies trotz dieser Schnell-Kost auch eine Unzahl sanfter Lämmer.

### Sie sind Politik(er)-verdrossen!

Dann befinden Sie sich in einer grossen Gemeinschaft. Besonders in der letzten Zeit.Es ist schon zum Zähneknirschen, wie unverschämt und ungerührt Politiker aller Gattungen, ob rot, schwarz, grün oder blau-gelb, ob Kommunal-, Landes- oder Bundespolitiker in Ihre und unsere Taschen hineingreifen. Und was noch viel schlimmer ist, wie gedankenlos und unkritisch das Geld geradezu verschleudert wird. Politiker müssten für bis zu achtzig Prozent ihres Gehaltes und ihrer Diäten und ihrer Pension haftbar gemacht werden können. Für alle Fehlentscheidungen, die wider besseres Gewissen und ausschliesslich aus partei- und wahltaktischem Kalkül heraus erfolgt sind.

Die Finanzhaushalte von der kleinsten Gemeinde bis zur gesamten Republik wären sehr schnell wieder im Lot.

Zudem gilt der Grundsatz: Nicht selbst verdientes Geld gibt sich immer leichter aus als selbst erarbeitetes.

Die folgenden Zeilen schrieb ich zu einem Zeitpunkt, als die grosse Hitzewelle des Sommes 1994 über uns hinwegrollte.

Was liest man in den Gazetten? In Bonner Ministerien wird hitzefrei gegeben! Es ist kaum fassbar! Als ob man auch bei höheren Temperaturen nicht einen klaren Kopf bewahren könnte. Dann dürfte ja in den heissen Ländern kein Mensch mehr arbeiten!

Zurück zum Thema hitzefrei: Wie zu Pennäler-Zeiten, als ständig in Hochsommerzeiten jemand abkommandiert war, den Blick aufs Thermometer zu werfen, um die Aussicht auf einen früheren Schulschluss zu nähren, sind jetzt in Bonner Ministerien die Blicke nicht auf die zu erledigende Arbeit, sondern aufs Thermometer gerichtet.

Wer weiss, ob es die Restbesatzung in Bonn noch immer so handhabt und ob diese Unsitte sich auch in Berlin eingebürgert hat?

Nicht auszudenken, wenn Läden und Kaufhäuser, Hospitäler, Rettungsdienste, Bus- und Zugführer, Ärzte und, was im Sommer besonders wichtig ist, Schwimmbadangestellte und Gartenlokale auf ähnliche Allüren kämen. Da kann der einzelne Bürger in der Tat nur ohnmächtig mit den Zähnen knirschen.

Im Jahr 2011 stöhnte und ächzste der Bundesbürger unter der Schuldenlast der Euro-Länder. Nicht nur unter der deutschen, die ist ebenfalls im zigstelligen Milliardenbereich (ob unsere Enkel das jemals zurückzahlen können?), sondern auch der Mittelmeeranrainer und wer weiss, wer sich sonst noch alles unter den EU-Rettungsschirm mogelt.

Man könnte sich die Haare raufen oder weil es besser in dieses Buch passt: Man könnte vor Frust mit den Zähnen knirschen.

In Deutschland gäbe so viel zu tun: Die Schlaglöcher in den Strassen nehmen zu, neue Bahnlinien müssten gebaut werden, viele Brücken sind marode, die Betreuung der Alten und Pflege der Kranken liegt im Argen.

Und was müssen wir tun?

Geld in den Süden pumpen, in aufgeblähte Staatsapparate, in denen jeder Wahlsieger seine Schäfchen mit Pöstchen belohnt hat. Und nachher müssen noch Pensionen und Renten bezahlt werden! Ein griechischstämmiger Journalist einer überregionalen Tageszeitung schrieb in einer Kolumne, dass sein Onkel im Staatsdienst die grösste Zeit seiner „anstrengenden" Tätigkeit in Kafenions und Tavernen verbringt.

Das war dem guten (Staats-)Onkel aber gar nicht recht, so decouvriert zu werden.

Unsere Staatslenker in Europa retten sich von einer Konferenz zur anderen.

Es ist zum …..!

Sie denken an die nächste Wahl!

Im Grunde ist es völlig belanglos, wohin Sie Ihr Kreuz malen. Sie wählen doch nie eine Partei, die ihre Vorwahl-Versprechen einlöst, sondern nur stets das (für Sie) kleinste Übel.

### Sie sind Sprüher

Auf dem Weg zum Ende der ersten Teils des Buches noch eine Sonderform, die sich etwas von den übrigen Kategorien abhebt.

Verehrte Damen, wenn Sie bis hierher gelesen haben, so seien Sie bitte nicht enttäuscht, dass diesmal das feminine *in* hinter dem Sprüher fehlt. Es sind doch meistens oder fast ausschliesslich männliche Sprüher, die Wände, Häuser, S- und U-Bahnen und sonstige Gelegenheiten verunzieren.

Wenn diese Sprüher doch wenigstens etwas Anspruchsvolles oder künstlerisch Hochwertiges in ihrer Entäusserung von sich geben würden!

Aber nein, ihre Schmierwerke sind zumeist von einer derartigen primitiven Einfallslosigkeit, das man die mangelnde Allgemeinbildung der Sprüher  unschwer ersehen kann.

Sie – jetzt rede ich Sie wieder direkt an – versuchen Ihren Frust über die Gesellschaft, über die Lehrer, über den Arbeitgeber (wenn Sie denn überhaupt einen haben!) oder Ihre Eltern auf diese Weise loszuwerden und nicht durch Zähneknirschen kundzutun.

Wenn ich Ihre Machwerke so salopp beurteilen kann, dann sind

Sie für mich in Anlehnung an das schöne deutsche Wort Einfalts-Pinsel ein rechter Einfalts-Sprüher!

Sie brauchen gar nicht in Ihrem Lexikon, sofern Sie im Besitz eines solchen sind, oder bei Wikipedia nachsehen – dieses Wort ist ein Novum, extra von mir für Sie kreiert.

Ob es für Sie eine Art Belobigung darstellt, die Sie sich ans Revers – wenn Sie überhaupt so etwas haben – heften können, darüber braucht man überhaupt nicht weiter diskutieren.

Die einzigen, die eventuell Freude an Ihrem sinnlosen Tun der Verschmutzung haben, sind die Herstellerfirmen der Farben. Denn Sie gehen nicht gerade sparsam mit diesen Utensilien um.

Grossflächig und grell muss es sein, damit es auffällt und Sie Ihren Frust loswerden.

Wie wäre es, wenn Sie auf der Volkshochschule mal einen Mal- oder Zeichenkurs belegen würden und sich Papier oder Leinwand und ein paar grelle Farben zulegten.

Das wäre doch eine vom deutschen Volk begrüsste Alternative!

### Sie sind Wutbürger(in)

Kurz vor Fertigstellung dieses Buches noch eine aktuelle Gruppierung, die es in dieser Form in der damaligen Auflage noch nicht gab.

Zum Bundesbürger und zum Schildbürger einschliesslich ihrer weiblichen Formen hat sich nunmehr eine weitere Spezies hinzugesellt: Der Wutbürger.

Man kann Sie verstehen: Es gibt so vieles in unserer Zeit, über das man sich ärgern und Wut versprühen kann.

Der Hauptgrund für Ihre Wut ist Geld. Nein, nicht dass Sie sich über Geld ärgern, sondern wie mit unserem Geld umgegangen wird. Da wird bei den Banken mit Geld auf Teufel komm raus spekuliert und gezockt. Wer muss dafür später seinen Kopf und vor allem seine

Brieftasche hinhalten – Sie? Wer sonst?

Unglaublich - die lassen sich immer neue Möglichkeiten der Verzockung einfallen.

Man kann sich nur an den Kopf fassen, was da in anderen Ländern bislang ablief und jetzt mit landesweiten Streiks abläuft. Man kann das nur vergleichen mit Schiffbrüchigen, die in ihr Rettungsboot noch weiteres Wasser hineinschaufeln.

Im Internet war unter Berufung auf die Bild-Zeitung die Meldung zu lesen, dass die Griechen rund 200 Milliarden in der Schweiz gebunkert haben. Sogar Nonnen wurden dabei ertappt, Geld abzuheben (es handelte sich um 700.000 Euro, angeblich für eine Renovierung des Klosters) und in ausländische Sicherheit zu bringen.

Das erfreut den Wutbürger. Oder er knirscht mit den Zähnen.

Und dann die Kasperei in der Politik. Ein Hüh und Hot, keiner weiss was morgen sein wird. Über allem dräut sich noch die Angst vor eigenem Geldverlust durch die Massnahmen der Politiker.

Schaut man jetzt nach Berlin und in die Bundesländer: Haben die Wähler noch ein Fünkchen Verstand im Kopf? Wie kann man eine Partei wählen, die sich durch alles Mögliche auszeichnet, aber nicht durch politische oder gar finanzielle Kompetenz?

Das sind so einige wenige Aspekte, um Ihr Dasein als Wutbürger zu rechtfertigen.

## Sie sind nicht dabei

Ich möchte Ihnen nicht das Gefühl geben, Sie übergangen oder vergessen zu haben. Die Möglichkeiten, zum Käuferkreis eines Buches – speziell dieses Buches – zu gehören, sind immer gross.

Um das Buch nicht in die voluminöse Nachbarschaft eines Konversationslexikons (beinahe hätte ich Konservationslexikon geschrieben) zu rücken und zweitens dieses Buch auch für das kleine Budget erschwinglich zu gestalten, bleibt mir nur der vielgerühmte

Mut zur Lücke und das Sparen von einer Unmenge von Seiten..

Haben Sie daher Nachsicht mit mir, denn, wie Sie sehen, sind meine Beweggründe durchaus plausibel.

Und als edles Motiv kommt noch einiges hinzu: Je weniger Seiten ein Buch hat, desto weniger Papier wird benötigt und wir schonen damit die Wälder vor der Abholzung und tun etwas gegen die Erderwärmung. Und das kommt heute besonders gut an.

Um Ihnen zumindest einige Möglichkeiten der Identifikation zum Thema Knirsschen / Bruxismus zu geben, will ich im Telegrammstil doch einige Kaufgründe ins Feld führen. Falls Ihnen überhaupt an einer Identifizierungschance gelegen ist?

### Sie sind einfach nur neugierig

Sie wollen Ihren Zahnarzt ärgern

Sie möchten Ihren Eltern (oder Kindern) eine kleine (lobenswerte) Freude machen

Die Umschlagfarben sprechen Sie an

Ihre Frau oder Ihr Mann wollte aus der Garage fahren, hat aber aus Versehen das Tor nicht geöffnet

Sie haben gerade eine kräftige Nachzahlung ans Finanzamt zu entrichten.

Sie wollen es Ihren Sachbearbeitern beim Finanzamt vermachen

Die Festplatte Ihres Computers hat sich zum sechstenmal innerhalb einer Woche verabschiedet

Sie haben vergessen, Ihren Lottoschein abzugeben und müssen zu Ihrem grenzenlosen Ärger erkennen, dass Sie Millionär geworden wären

Schon wieder ist ein(e) Mitarbeiter(in) krank. und, und, und ...

Wie Sie sehen, gibt es eine Reihe von Gründen, um seine Dentalwerkzeuge zu missbrauchen.

## Lautmalerisches

Blicken Sie einmal um sich herum. Sind Sie sicher, dass Ihnen keiner zuschaut oder zuhört. So sprechen Sie mal das Wort „Knirschen" aus.

Nein, nein, nicht so! Das hörte sich so glatt an wie der geputzte Fussboden in der Fernsehreklame. Am besten, Sie stehen dazu auf, dann ist die Brust freier und die Töne haben mehr Volumen.

Also, auf ein Neues: „Knirschen".

Na ja, das war schon besser, aber so recht geknirscht hat das beileibe nicht. Wenn das Wort so richtig ausdrucksvoll einschlagen soll, müsste man die Schreibweise ändern und es fortan mit mindestens drei R schreiben, also Knirrrschen.

Hören Sie den Unterschied?

Die Altvorderen, bei uns also die alten Germanen, haben sich bei der Wortfindung etwas gedacht.

Es ist immer wieder erstaunlich, wie aus dem kollektiven Unbewussten passende Wörter für bestimmte Dinge in die jeweilige Gegenwart entlassen werden.

Hören Sie nicht nachgerade das unbeschreibliche Geräusch, wenn Sie in der gefliesten Küche auf verschüttetes Salz treten? (Abergläubische Menschen, so beispielsweise meine längst verstorbene Grossmutter, glaubten, verschüttetes Salz bringe Unglück – nehmen wir daher Zucker).

Hartes trifft auf Hartes, Schweres auf Kleines. Beim Knirschen werden molekulare Gitterstrukturen zerbrochen und zerkleinert.

Das trifft nicht auf alle Vorgänge zu. Es knirscht der Kies auf dem Gartenweg, aber zerbricht nicht. Das ist übrigens eine beliebte Lautuntermalung bei manchen Krimis, wenn der Mörder oder der Einbrecher sich an das Haus heranschleicht.

Ein Spaziergang am Strand, über und über mit Kieselsteinen bedeckt, lässt ähnliche Geräuschbilder entstehen.

Können Sie sich noch an die Einladung erinnern, die Ihnen liebe Freunde bereiteten? Es gab als Vorspeise Feldsalat (auch Rapunzel genannt). Und plötzlich meinten Sie, alle anderen Gäste müssten Sie anstarren, so laut knirschte der nicht völlig ausgewaschene Sand zwischen Ihren Zähnen. Geräusche im eigenen Kopf werden ins eigene Gehirn stets lauter projiziert als nach aussen. Nur Ihr Nachbar warf einen kurzen missbilligenden Blick auf Sie, während Sie sich den Rest des Salates nur sehr zögerlich und behutsam zu Gemüte führten.

Die Vokal-Konsonant-Kombination des Wortes „Knirschen" ist in der Tat einmalig.

Das „I" als heller Vokal erheischt Aufmerksamkeit und Beachtung.

Das „R" ist wie ein knurrender Hund in seiner ganzen Beharrlichkeit, drei R in Knirrrschen steigern das Phänomen ins fast Unerträgliche.

Und dann folgt noch das „Sch" hinterher. Wie ein kräftiger Regenguss! Wie ein über den Kopf entleerter Wasserkübel. Wie ein unüberhörbares Bremsmanöver oder wie ein Hundebesitzer, der seinem aufsässigen Hund Ruhe befiehlt.

Auf jeden Fall: Die Ohren können nicht daran vorbeihören.

Aber es kommt noch schlimmer.

Den Wissenschaftlern war das Wort Knirschen einfach zu banal. Sie kreierten ein weitaus grässlicheres Gebilde.

Medizinisch Gelehrte haben den unbezähmbaren Drang, alles zu verkomplizieren, weil sie unter der ständigen Furcht leben, sonst nicht mehr als Wissenschaftler akzeptiert zu werden.

Soziologie, Politologie und Psychologie sind dafür ebenfalls ein Beispiel. Im Volksmund etwas salopp als „Laberfächer" benannt.

So stellten sie, die Dental-„Wissenschaftler", das Wortungeheuer Bruxismus auf die Beine.

So etwas bringen nur Männer zuwege. Vielleicht noch die Ex

trem-Machos der heutigen Generation, die sich manchmal mit aus-
gestopften Schultern und durch Bodyshaping gestählten Leibern
noch maskuliner gebärden als der Durchschnittsmann.

Welch ein brutales Wort!

Dagegen nimmt sich das Wort Knirschen fast wie eine Tüte voll
Streicheleinheiten aus! Oder zumindest wie Popcorn im Kino!

Ein Knirscher wird zum Bruxer. Das Verbum dazu ist das merkwürdig germanisierte Bruxen.

Die Buchstaben-Kombination B-r-u-x gibt dem pressenden Tun
einen dumpfen, grollenden, fast animalischen Touch. Als würde die
Unterwelt nach oben gehievt, der Unterleib auf die Zähne befördert.
In seiner Klangfärbung geht von diesem Wort etwas Bedrohliches
und Allgemeingefährdendes aus.

In sprachlich-unangenehmer Nähe ist das Wort knarren mit seinem Substantiv Knarre.

Und, um die tiefsten Abgründe religiösen Aberglaubens und
Wahns auszuloten: Das Wort Exorzismus bildet ein ähnliches, aber
kirchlich eingefärbtes Sound-Monster, um einmal einen Anglizis-
mus zu gebrauchen.

Das X, das wie eine Spaltung wirkt, verbunden mit dem rollenden
R, das direkt vor dem extrem scharfen *zis* liegt, – die Inhalte bekommen offenbar immer die richtigen Klangnamen.

Gestatten Sie mir eine kurze Stipvisite zu einem anderen unsym-
pathischen Wort, das nur indirekt etwas mit dem selbstgewählten
Generalthema zu tun hat: Exodontismus.

Die gedankliche Querverbindung zu dem religiösen Wort zuvor
ist gar nicht so abwegig. Ebenso wie früher häufig und heute noch
immer, allerdings in beschränktem Umfang, in rituellem Fanatismus
die Ursache allen Übels in Form des Teufels ausgetrieben werden
sollte, so gab es in der ersten Hälfte unseres Jahrhunderts eine Richtung, die für alle Krankheiten die Zähne als Ursache betrachtete und
schnell mit der Zange den oder die vermeintlichen Übeltäter ins

Mülleimer-Exil beförderte. Das hatte – leider oder zum Glück – nur in den seltensten Fällen den erhofften Erfolg, so dass diese Verstümmelungsmanie vorläufig wieder einschlief.

Ein sehr schönes oder auch weniger schönes Beispiel ist uns aus der Zeit des französischen Sonnenkönigs überliefert. Sein Leibarzt hielt die Zähne für das Grundübel und die Hauptursache vieler Zipperleins des Herrschers, der aber für seinen ungeheuren unmäßigen Appetit bekannt war. Also zog er ihm im Oberkiefer sämtliche Zähne – alles ohne Betäubung, denn die Spritze lag damals noch in weiter Zukunftsferne. Dabei riss er dem Tapferen sogar mit den Zähnen noch ein Stück vom seitlichen Oberkiefer mit ab, so dass sich jetzt die Speisereste beim königlichen „Fressen" in die Kieferhöhle schoben. Dort schwelte es vor sich hin. Das muss ganz schön gerochen haben. Royaler Mundgeruch eben. Doch niemand von den Hofschranzen wagte den Ausspruch: „Quel odeur!"

In den letzten dreissig Jahren gibt es wieder eine Renaissance des Exodontismus.

Die Elektroakupunktur entdeckte zu Recht das grosse Störfeld-Potential im Kiefergebiet, in dem sich ein buntes Gemisch von Herden zeigte.

Zähne mit abenteuerlichen Wurzelfüllungen und noch merkwürdigeren Füllmaterialien, Wurzelreste und chronische Kieferknochenveränderungen nach der Extraktion von toten Zähnen tragen selbstverständlich das Attribut „Sicherheitsrisiko".

Zugleich schoss man aber etwas über das Ziel hinaus, indem fast allen überkronten Zähnen ein Störfeld-Charakter zugewiesen wurde. Mit der Folge, dass unzählige Kronen und Brücken entfernt wurden, obwohl es im Körper weitaus dominantere Störfelder gab.

Auf der Strecke blieb der Patient, ein Mensch, der nun leicht oder weitgehend entzahnt seinen ehemaligen, teuer bezahlten Schmuckstücken nachtrauerte und sich in letzter Konsequenz genauso unwohl fühlte wie zuvor.

Jeder (Zahn)Arzt sollte sich nun vor Augen halten, wie und dass die Psyche beim Verlust von Aggressionsattributen leidet.

Von der Möglichkeit des Knirschens kann dann keine Rede mehr sein.

Dem Volksmund sind diese wissenschaftlichen Begriffe ohnehin weisse Landstriche in seiner Vokabular-Geographie, so dass ich in diesem Buch den unliebsamen Begriffen wie Bruxismus nur wenig Raum geben werde.

Halten wir uns an das Bewährte und schauen wir einmal, wie sich Auswirkungen des guten alten deutschen Knirschens manifestieren können.

Vielleicht hat das Ganze sogar noch einen Sinn. Dann soll uns niemand daran hindern, einen Versuch der Deutung zu wagen.

### Die Spuren der Planierraupe

Ein kariesfreier, ungefüllter Zahn ist ein Kunstwerk der Natur. Mit seinen kleinen Rillen, Rinnen, Höckern und Spitzen, seinen Graten und Abhängen, seinem Glanz und seinem Perlmutteffekt, seiner Härte und Form hat die Schöpferkraft der Evolution ein kleines Wunder in die Mundhöhle komponiert. Ein vergrösserter Zahn würde seinem Besitzer in aller Deutlichkeit seine Schönheit offenbaren. Aber so, in seiner jetzigen Grösse oder Kleinheit, findet er nicht immer die gebührende Achtung.

Jedoch Architektur und Schönheit des Lebendigen haben nicht den Zerstörungsdrang, fast könnte man es Zerstörungswut nennen, des Menschen in ihr Kalkül einbezogen.

Im Aussen und im Innen.

Wälder werden kahlgeschlagen oder der Brandrodung unterzogen, Flüsse begradigt, Kanäle gegraben. Schneisen für Autobahnen und Flughafenstart- und landebahnen geschnitten - kurzum, der Mensch vergewaltigt die Natur.

„Platt machen", nannte es einmal ein Politiker aus dem Norden, subtil sprachfühlig oder sagen wir gleich: derb.

Wer keine Chance hat, sich im Aussen auszutoben, richtet das Nivellierungsschwert gegen sich.

Autoaggression und Autodestruktion sind gängige medizinische Formulierungen. Von der Allergie bis zum Asthma, vom Gallenstein bis zur Migräne, das Spektrum der gegen sich selbst gerichteten „Tendenzen" ist von einer immensen Breite.

In der Mundhöhle haben wir die einmalige Chance, die Folgen direkt und ohne technische und invasive Hilfsmittel zu sehen. Es ist fast unglaublich, wie manche Menschen die doch immerhin härteste Substanz im Organismus bearbeiten. Wo dereinst stolze Höcker sich in die Nahrung bohrten, hat der noch härtere Zahn der Zeit für eine gewisse Aplanation gesorgt.

Welche enorme Gewalt muss doch ausgeübt werden, um die Zähne aneinander abzureiben?

Eltern berichten oft von ihren Kindern, deren Zähneknirschen sie nachts hören und häufig darüber besorgt sind.

In den Zeiten der Entwicklung scheint es etwas Physiologisch-Natürliches zu sein. Bedenken Sie einmal das Wunder – und es ist wahrhaftig ein Wunder – das sich im Munde vollzieht. Im Ober- und Unterkiefer wachsen Zähne heraus, brechen aus dem Kieferknochen durch die Schleimhaut hindurch und halten nach einem Partner Ausschau, mit dem sie eine Art funktionelle Ehe eingehen wollen (oder gar müssen).

Es wird nicht immer eine Allianz fürs Leben. Aber in jedem Fall ist es erstaunlich, dass die Natur ihre Formungsmuster auf ein Zusammenpassen der oberen und unteren Zähne koordiniert.

Kleine Unstimmigkeiten werden im Kindesalter eingeschliffen. Die Geräusche, die Ihr besorgtes Mutter- (oder auch Vater-) Ohr vernimmt, haben also einen Sinn. Sie dienen der Feinjustierung. Meistens. Selbstverständlich können auch andere Gründe dahinterstehen

– wir werden es im Folgenden etwas näher einkreisen.

Vorerst zurück zur Okklusion, dem Aufeinandertreffen der Zahnreihen.

Nicht immer wird das kindliche oder frühjugendliche Knirschen den letzten „Schliff" erzielen. Nämlich immer dann, wenn die Voraussetzungen nicht gegeben sind.

Was bedeutet das?

Die nächtlichen Korrekturmassnahmen der Natur fruchten natürlich nur dann, wenn das Verhältnis der beiden Kiefer in der Nähe des Idealzustandes angesiedelt ist.

Zieht man die Prozentzahl der kieferorthopädisch behandelten Kinder und (heute auch) Erwachsenen als Kriterium hinzu, dann scheint es in der Tat um die Ideal-Verzahnung nicht sehr rosig bestellt zu sein.

Woran mag das nur liegen?

Die normale Kieferorthopädie hat vor lauter Bändern, Bögen und Platten den Zugang zu dieser eminent wichtigen Fragestellung verloren wenn nicht gar verschlafen.

Sie behandelt nur, das Warum und Wieso ist ihr völlig gleichgültig, da es offenbar in der Gebührenordnung nicht verankert ist.

Um ein wenig Licht in diesem Dunkel des Desinteresses zu entfalten, sei allen interessierten Lesern das Buch „Gefährdete Menschheit" des Autors Albrecht von Haller (nur noch antiquarisch erhältlich) empfohlen. Er beschreibt darin in eindrucksvollen und bewegten Worten die fatalen Neben- und Auswirkungen unserer so hochgeschätzten Industriekost, im Supermarkt in Tüten, Paketen, Dosen, Flaschen und Folien erhältlich.

In seinem Werk wird die Forschungstätigkeit des amerikanischen Zahnarztes Weston A. Price lebendig. Frustriert von sinnentleerter Flickschusterei an den Zähnen brach er auf, um die eigentlichen Ursachen der Karies und Parodontose zu suchen.

Bei Naturvölkern, denen die modernisierte Büchse der Pandora mit all ihren „veredelten", bearbeiteten und raffinierten Industrienahrungsmitteln noch verschlossen war, war der Gebisszustand erfreulich gut.

Die Kinder wuchsen mit prächtig geformten Kieferbögen heran.

Und jetzt kommt die für unsere Betrachtung so wichtige Erkenntnis.

Immer dann, wenn Erwachsene aus einem bislang relativ unberührten Kulturkreis auf den Zug der modernen Industriekost, die als Reinprodukt ohne Vitamine, Spurenelemente und Ballaststoffe daherkam, sprangen, zeigten die Kinder der Folgegeneration vermehrt Zahn- und Kieferfehlstellungen und -missbildungen. Die runden Kieferbögen wurden spitz und gotisch (nichts gegen den gotischen Baustil, nur an Kirchenportalen und -fenstern sieht er einfach besser aus) und häufig waren die Zähne überhaupt nicht angelegt.

Und das von einer Generation zur anderen. Welch ein genetischer Quantensprung!

Wenn heute in unserer Zeit das Kind ohne notwendige kieferorthopädische Behandlung die Ausnahme ist, dann muss uns das doch zu denken geben.

Der Widerhall in der konventionellen Kieferorthopädie war gleich Null. Man bog, dehnte, aktivierte ungerührt weiter. Als ob nichts gewesen und nichts zu ändern wäre.

Wüsste so manches Elternpaar über eine vorgeburtliche Prophylaxe, ja sogar eine Prophylaxe, die lange vor der Zeugung einsetzt, Bescheid, es gäbe durchaus die Chance für eine Reduzierung der kieferorthopädischen Fälle.

Damit ich mir aber nicht den Zorn und den Unwillen der kieferorthopädisch tätigen Zahnärzte zuziehe, muss zu ihrer Entlastung folgendes gesagt werden:

In einer Zeit, in der mit dem Behandlungs- Nulltarif der Kieferorthopädie die Eigeninitiative und die Selbstverantwortung der Eltern stark reduziert wurde, konnte man keine durchschlagende Änderung des Prophylaxe-Gedankens erwarten. Heutzutage werden die Eltern schon etwas mehr an den finanziellen Kosten beteiligt.

Also, und damit fädeln wir uns wieder in die Ausgangsüberlegungen ein, wird das Kind weiterhin auf der Suche nach der idealen Beziehung beider Kiefer sein und dabei — unbewusst — die Zähne des Ober- und Unterkiefers aneinander reiben.

Vom Kindesalter machen wir nunmehr wieder einen Zeitsprung in die Erwachsenen-Phase.

Obwohl es weiter oben bereits anklang, möchte ich die Frage noch einmal akzentuieren. Was mag die Ursache dafür sein, dass ein Mensch seine Kauwerkzeuge einer derartigen Extremsituation aussetzt?

Unter Vorbehalt könnte man dafür den Begriff der sukzessiven Selbstverstümmelung prägen.

In den nächsten Kapiteln will ich es wagen, das Hintergründige ein wenig zu decouvrieren. Vor diesem Wagnis wollen wir aber noch einen Blick auf die anatomischen Strukturveränderungen am „kleinen Mann im Mund" werfen. Er nämlich muss das ausbaden, worüber gesprochen werden soll. Die Natur hat es sehr weise eingerichtet - dieser Satz klingt fast überheblich, denn die Evolution hat unter dem Einfluss unsichtbarer Gestaltungskräfte ausschliesslich Dinge „entworfen", die zum Zeitpunkt ihres Entlassens in die aktuelle Geschichte für die jeweiligen Bedürfnisse optimal konzipiert waren - dass im Mund mit möglichst geringem Aufwand ein Maximum an Effekt erreichbar wird. Sie hat nicht das Prinzip des Mühlrades vorweggenommen, das der Mensch für seine Getreide-Mahl-zwecke konstruiert hat, sondern zog es vor, die Zähne bei ihrer funktionellen Tätigkeit mit Rundungen und Kurvaturen auszustatten. Die konvexen Formen überwiegen im Seitenzahngebiet. Im Frontzahngebiet stösst die abgerundete Schneidekante der unteren Frontzähne auf eine Konkavität der oberen Frontzähne.

Dieses Prinzip funktioniert im sogenannten Normalfall ganz gut.

Und doch: Immer wieder erblickt man bei genauem Hinsehen glänzende Flächen, spiegelglatt. Teilweise sind es gekrümmte Flächen, die ausschauen, als hätten die besten Schuhputzer von Istanbul ihr Paradestück abgeliefert. Alles bislang Gesagte gilt ausschliesslich für das Gebiss, in dem die Natur sich weitgehend selbst überlassen bleibt, von einigen kleinen Füllungen oder ähnlichem einmal abgesehen.

Stört nun ein Zahnarzt mit unpassenden Füllungen, Kronen und Brücken diese intraorale Idylle, dann kann es je nach Sensibilität des Patienten zu erheblichen Störungen kommen.

Auf der Suche nach seinem gewohnten „Feeling" kann die Bearbeitung des Neuen, Fremden so intensiv werden, dass das neue artifizielle Gebilde einschliesslich der eigenen Zähne gelockert wird.

Oder es entstehen muskuläre Verspannungen.

Und gar nicht so selten wird sogar das Kiefergelenk in diesen Erleidens-Prozess involviert.

Ob überhaupt eine spürbare Folge und in welcher Richtung der mögliche Schaden zielen wird, ist prognostisch kaum abzusehen. Mit Sicherheit ist ein vorgeschädigter Organismus wesentlich schneller aus dem Zustand der Kompensation in die Dekompensation zu führen.

In meiner Praxis versuche ich den Patienten ein einleuchtendes, plastisches Bild zu entwerfen.

Bislang wäre nie etwas gewesen. Und auf einmal, so aus heiterem Himmel kommen die subjektiv störenden Anzeichen (medizinisch: Symptome) dahergeflogen (so die Aussagen der Patienten).

Das Bild eines leicht gefüllten Wasserkruges ist für jedermann nachvollziehbar. Zu der vorhandenen Flüssigkeit giesst man wiederum etwas hinzu und niemand wird daran Anstoss nehmen, da vordergründig nichts passiert ist - abgesehen vom erhöhten Füllstand.

Nun kommt der Augenblick, in dem eine grössere Menge in den bereits fast bis zum Rand gefüllten Krug gegossen wird.

Und jetzt läuft der Krug über!

Schwenken wir vom Krug wieder auf unseren fiktiven Patienten.

Das Überlaufen des Kruges entspricht seinem unvermutet aufgetretenen Symptom, sei es ein Kopfschmerz, ein Muskelzucken, ein Durchfall oder eine Blasenentzündung.

Im Bilde des überlaufenden Kruges werden wir wie folgt vorgehen:

Man wird den Organismus von Toxinen befreien im Sinne einer Rekonvaleszenz. Dazu bieten sich Leber-, Lymph- und Nierenmittel aus der Homöopathie oder Phytotherapie an. Das könnte man mit einem heute gängigem Wort als Ganzheitliche Therapie bezeichnen, indem man Zähne und Restorganismus oder besser gesagt den gesamten Körper in einen Zusammenhang setzt.

Kehren wir mit diesem Wissen zurück zu unserem Patienten, den eine neue Brücke so völlig aus der Bahn warf.

Es ist nicht allein damit getan, den Störfaktor zu korrigieren oder zu eliminieren, sondern zugleich ist eine Enttoxinisierungskur und eine Stimulierung des Immunsystems vonnöten.

Bei einer guten Zusammenarbeit zwischen Zahnarzt und homöopathisch naturheilkundlichem Arzt wäre zusätzlich an eine Aufbau- und Revitalisierungsbehandlung zu denken.

Inwieweit das Knirschen oder Abradieren der Zähne beim Erwachsenen als krankhaft anzusehen oder als normale Altersentwicklung zu betrachten ist, soll das nächste Kapitel zeigen.

### Knirschen — Normalität oder Krankheit

Neben dem Titelwort „Knirschen" haben wir bereits ein anderes

„wissenschaftliches" Wort kennengelernt: Bruxismus.

Jetzt müssen wir noch ein weiteres hinzufügen.

Die klassische Schulzahnmedizin unterscheidet zwischen einer normalen Funktion (was immer das auch sein mag) und all dem, was offenbar im Begriff „Normale Funktion" nicht unterzubringen ist.

Das nennt man Para-Funktion.

Damit nicht ganz Findige und Gewitzte auf eine sich anbietende Idee kommen: Für die Wörter Nuss und Para-Nuss gelten diese Feststellungen nicht.

Die schwierigste Frage überhaupt dürfte die Abklärung der Abgrenzung sein: Wo hört die Funktion auf und wo beginnt die Parafunktion und umgekehrt?

Sicher, man kann versuchen, Definitionen aufzustellen.

Definitionen haben jedoch einen Nachteil: Um alles Denkbare in ihnen unterzubringen, werden sie so verwaschen, dass der Einzelfall sich darin ausnimmt wie der einsame Spaziergänger auf spätnächtlicher Strasse.

Mit einer Definition schafft man eine Art Kästchensystem, in das man nur die Einzelbefunde einordnen kann.

Immer wieder müssen wir leider feststellen: Das Prinzip Leben - es umfasst nämlich Funktion und Parafunktion, Rechtgläubige und Abweichler, Gut und Böse usw. - ist mit diesem Schablonendenken nicht immer auf einen Nenner zu bringen.

Was für den einen normal ist, kann für einen weiteren Menschen pathologisch sein – immer aus der Sichtweise der ihn betreuenden Ärzte. Ob aber dieses ins angeblich Krankhafte abweichende Prinzip nicht Teil seines Lebens und seines Entwicklungsprozesses ist, darüber vermag die Medizin in der Regel nichts auszusagen. In diesen Grenzbereichen ist die Psychologie oder gar die Philosophie gefragt.

Lassen Sie mich zur Abgrenzung normal - pathologisch einige Gedanken entwickeln.

Ist die Stärke der Abrasion ein Gradmesser für die Pathologie? Grundsätzlich: Nein!

Während meiner früheren Praxiszeit, in der ich mich gerade mit diesen recht schwierigen Fällen sehr intensiv befasst hatte, habe ich Patienten gesehen, die ihre eigenen Zähne fast bis auf Zahnfleischniveau abradiert hatten und keinerlei subjektive Symptome zeigten. Andere hingegen reagieren höchst sensibel auf die leisesten Abschliffe oder Störungen in der Harmonie der Zähne miteinander..

Eine Prognose über die eventuelle Entwicklungsrichtung ist nicht möglich – dazu ist der Zahnarzt nicht in der Lage und meistens auch nicht genügend ausgebildet.

Im Grunde gibt es kein „Dental-Barometer", das angibt, wann die Zeichen auf Sturm stehen.

So müssen wir wieder auf unser bewährtes Krug-Modell zurückgreifen.

Hat der Kompensationspegel bereits ein bestimmtes Mass überschritten, reicht eben das vielberüchtigte Jota an Zuviel, um Symptome zu produzieren.

Auf der anderen Seite kann ein Naturbursche (pardon, verehrte Leserin, ich kenne kein weibliches Pendant dazu, daher die masculine Form), dessen Lebensraum stets die freie Natur war und ist, offenbar besser und leichter die Unbill einer Abrasion wegstecken und symptomfrei bleiben.

Die Probleme können aber dann auftreten, wenn ein Zahnarzt in einer Art von Übermut glaubt, Längstverlorenes wieder zu rekonstruieren.

Das über Jahre eingefahrene Spiel der Muskulatur, das sich sukzessive an den neuen Zustand adaptierte, lässt sich nicht im Schnellgang vergewaltigen.

Auf das inzwischen ungewohnte alte rekonstruierte Ambiente, an dem der Zahn der Zeit seine Spuren hinterliess, reagieren diese Menschen häufig mit einer Art Spannungsgefühl in der Muskulatur und einer Art merkwürdig leichteren Ermüdbarkeit beim Kauen. Eine neue Versorgung kann jetzt dieses Gefühl noch mehr irritieren.

Es gibt kein Patentrezept.

Es gibt keine Sicherheitsprognose.

Es gibt keine generalisierte Regel bis zu welchem Ausmass das Prinzip Toleranz greift und ab wann der Körper mit Symptomen reagiert.

Was bei den Kauflächen der Backenzähne noch einigermassen verständlich erscheinen mag, wird bei anderen Zähnen zu einem kuriosen Phänomen.

Werfen Sie einmal einen Blick in den Spiegel. Sollte Ihnen die zweite Generation inzwischen abhanden gekommen sein, können Sie sich den Gang ersparen. Richten Sie nunmehr Ihr Augenmerk auf Ihre oberen Eckzähne, auch Augenzähne genannt (für Orientierungslose: es ist jeweils der dritte Zahn links und rechts von der Mitte).

Wie sehen die aus?

Sind sie noch schön spitz zulaufend wie dereinst in der postpubertären Phase? So akzentuiert wie bei unseren nächsten Gattungsverwandten, den Primaten? Oder wie bei einem Raubtier?

Die zweite Möglichkeit wäre die Erosion der Spitze – der Zahn hat die Konturen eines Schneidezahnes angenommen.

Die nächste Deformierung wäre die konkave Verunstaltung, d.h. wo früher ein stolzer Gipfel emporragte, zeigt sich heute ein ausgewaschenes Tal.

Wie kommt es zu diesen Substanzabrasionen?

Immerhin ist einiges an Seitwärtsbewegung des Unterkiefers vonnöten, um den unteren Gegenspieler, den unteren Eckzahn, auf die entstandene Fläche oder Mulde zu dirigieren.

In der Fachsprache nennt man es exzentrisches Knirschen.

Welch ein Anlass mag die Motivation für eine solche ungewöhnliche „Tätigkeit" sein?

Um das schwer Verständliche ermessen zu können oder besser zu verstehen, machen wir einen Versuch, am besten wieder vor einem Spiegel.

Schieben Sie Ihren Unterkiefer zur Seite und versuchen Sie Eckzahn auf Eckzahn zu positionieren.

Und jetzt drücken Sie in dieser Extremlage den Unterkiefer einmal fest gegen den Oberkiefer.

Macht Ihnen das Spass?

Selbst der eingefleischteste Masochist wird kaum Freude an dieser Selbstquälerei verspüren.

Wieso machen es aber so viele Menschen?

Dazu noch mit solcher Gewalt – sonst würde der Schmelz nicht abradieren.

Wir wissen es nicht.

Was vom gesunden Menschenverstand her völlig absurd erscheint, führt der Organismus offenbar unkontrolliert durch.

Welche enormen Potentiale der menschlichen Psyche oder des Unterbewusstseins sind dabei am Werk?

Fragen über Fragen!

Das Rätsel der Kanalisierung der psychischen Probleme auf die physischen Bereiche der Zähne in diesen eigentlich unbequemen Stellungen ist alles andere als leicht zu lösen.

### Das Spezialisten-Kapitel

Über das Thema Fachmann habe ich mich in meinem Buch „Jenseits der Molaren" bereits gründlich ausgelassen.

Für bestimmte, eng umgrenzte Bereiche ist ein Spezialist unerlässlich. Daher, als Anregung oder Wissenserweiterung soll auch das Funktional-Kausale ein Kapitel erhalten.

Lassen wir einmal die Letztgründe ausser Betracht und wenden uns ausschliesslich den Folgen zu, so bietet das aufgeführte Schema eine gewisse Übersicht.

Das grosse Problem an dieser Aufstellung liegt darin, dass es keine Prognosemöglichkeiten gibt, die im voraus darauf hindeuten, in welche Richtung sich das ganze Geschehen entwickeln könnte, falls jemand von selbst oder von anderer Seite mit der Diagnose „Knirscher" beglückt wird.

Das Grundkonzept der Natur sieht für die Kauwerkzeuge primär den Zerkleinerungsprozess der Nahrung vor, damit zum einen die Brocken besser geschluckt und zum anderen die darin enthaltenen Bestandteile im Magen und Darm leichter resorbiert werden können.

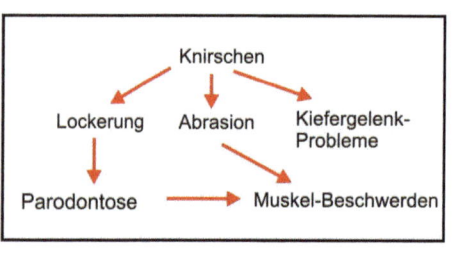

Abbildung 1

Aber so eindeutig hat die Natur den Funktionsumfang offenbar nicht definiert, dass nicht auch Abweichungen vom Ursprungsplan möglich sind.

Wie immer hat der Volksmund in all seiner Spitzfindigkeit diese Zusatzfunktion bald erkannt und in entsprechende Sprichwörter und Redewendungen (über dieses Wort müsste man sich einmal umfassendere Gedanken machen!) eingebaut.

Trägt jemand ein grosses Problem mit sich herum, dann hat er daran ganz schön zu kauen. Oder er kann sich die Zähne daran ausbeissen.

Bekommt er das Problem nicht in den Griff, knirscht er ohnmächtig mit den Zähnen.

Und in der Tat, diese Vorgänge können entscheidende Folgen für den Zustand der Zähne und des Zahnbettes haben.

Die Aufstellung der Abbildung 1 ist naturgemäss sehr global und umfasst nicht sämtliche Möglichkeiten und Mischformen, aber sie gibt uns ein Gedankenkonzept in die Hand.

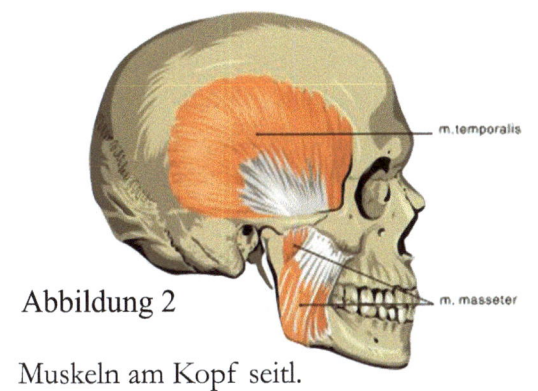

Abbildung 2

Muskeln am Kopf seitl.

Bei unzulänglicher einseitiger Ernährung oder R e s o r p t i o n s - störungen im Darm kommt es zu Mangelerscheinungen. Der Körper ist bestrebt, bestimmte lebenswichtige Vorgänge, für die eine Reihe von Vitaminen und Mineralien notwendig sind, aufrecht zu erhalten. Erhält er sie nicht, so benutzt er eigene Reservoire, die weniger lebenswichtig sind: Kieferknochen und Röhrenknochen. Der Effekt des Knirschens trifft nunmehr auf ein vorgeschädigtes Zahnhaltegewebe. Parodontose, Lockerung und im schlimmsten Fall Zahn-ausfall sind die Folgen. Ist hingegen das knöcherne Zahnbett und das Zahnfleisch relativ gesund, so kann es bei intensivem Knirschen und grober, naturbelassener Kost zum Abrieb des Schmelzes führen.

Es gibt Menschen, die ihre eigenen Zähne bis auf Zahnfleischniveau abgeknirscht haben. Die Physiognomie leidet darunter, da das untere Gesichtsdrittel dadurch einfällt – man sieht älter aus.

Der Koordinator beider Kiefer, des unbeweglichen Oberkiefers und des agilen Unterkiefers ist das Kiefergelenk. Es liegt nahe, dass sich ein Dauerstress, wie es das Knirschen darstellt, und Veränderungen der Zahnreihen untereinander eine Rückwirkung auf das gesamte Kiefergelenk bzw. die Kiefergelenke (denn es sind ja ihrer zwei) haben können. Besonders betroffen ist das Knorpelgewebe des Discus articularis, der wie ein beweglicher Puffer das Kiefergelenkköpfchen des Unterkiefers mit der Gelenkpfanne am Schädel verbindet.

Natürlich kann das Problem zweifach auftreten, denn das Kiefergelenk ist in doppelter Ausgabe, rechts und links, vorhanden.

Gesteuert und geführt werden die Kieferbewegungen des Unterkiefers durch eine Reihe von Muskeln, an denen sich selbstverständlich sehr früh schon die Auswirkungen von Parafunktionen zeigen können. Als Bild wäre ein Muskelkater vorstellbar, der fortwährend anhält, da durch das Knirschen und sonstige Parafunktionen keine richtigen Erholungsphasen eintreten.

Auf Behandlungsmöglichkeiten, die mit homöopathischen und naturheilkundlichen Aspekten den schulmedizinischen Rahmen ergänzen und verbessern, einzugehen, würde den Umfang dieses Buches zu sehr ausdehnen, ich darf jedoch auf meine Bücher „Homöopathie und Zahn-Heilkunde, Tipps, Anregungen, Hinweise" und „Homöopathie und Phytotherapie in der zahnärztlichen Praxis" verweisen.

Daher später nur einige wenige generelle Tipps ohne allzu ausführlichen Hintergrund.

## Knirschen und Kiefergelenk

Zwischen den Zahnreihen und dem Kiefergelenk besteht eine innige Beziehung. Im Grunde müsste es heissen, den Kiefergelenken, denn es sind, wie schon erwähnt, zwei, die durch den Unterkiefer zu einer Einheit zusammengeschweisst sind.

Das jeweilige Kiefergelenk besteht als solches aus drei Hauptteilen: Dem Kiefergelenk-Köpfchen, das zum Unterkiefer gehört und der Gelenkpfanne, die ein Teil des Schädelknochens ist. Zwischen beiden knöchernen Strukturen liegt eine Knorpelscheibe, der sog. Discus articularis.

Er muss Überlastungen, die durch das Knirschen, also des Aufeinanderpressens beider Zahnreihen, abfedern.

Das bedeutet, dass exzessives Belasten durch Knirschen durchaus zu Beschwerden (z.B. Knacken) oder Schmerzen am oder in den Kiefergelenken führen können.

Daher ist bei Beschwerden immer bei einer Anamnese oder Diagnose nach eventuellen psychischen Problemen oder sonstigen Stress-Faktoren zu forschen.

Was leider in der Schulzahnmedizin überhaupt nicht bekannt ist, das ist die chinesische Akupunktur-Lehre.

Gerade über das Kiefergelenk laufen zwei wichtige Meridiane und zudem liegt in der Nähe ein weiterer Meridian.

Bei den direkten Meridianen handelt es sich um den sog. Dreifach-Erwärmer, den wir in unserer heutigen Nomenklatur eher dem Hormonhaushalt zuordnen. Des weiteren haben wir es mit dem Magen-Meridian zu tun.

Daraus wiederum resultiert die Geschlechter-Verteilung.

Weibliche Patienten sind bei Kiefergelenk-Problemen in der Überzahl. Hier spielt mit Sicherheit die grössere Empfindlichkeit durch den hormonellen Meridian eine Rolle, der wiederum eine Beziehung zur Psyche aufweist.

Männern schlägt Stress und Ärger, die sich auch auf den Zähnen zeigen können, mehr auf den Magen. Im Volksmund spricht man dann von einer Managerkrankheit: Zeitdruck, Stress, Firmenhierarchien und die daraus resultierenden „Graben-Kämpfe" sind „Mitverursacher".

Der dritte in der Nähe liegende Meridian ist der Gallenblasen-Meridian, der mit einem Organ korrespondiert, das sich ebenfalls bei Ärger und Stress als äusserst empfindlich erweist.

Der deutsche Volksmund hat diese Zusammenhänge irgendwie intuitiv erfasst. Da ist jemandem die Galle übergelaufen oder eine Laus über die Leber gelaufen, die wiederum eine innige Verbindung zur Gallenblase hat.

Diese Bemerkungen sollen nur in aller Kürze darauf hinweisen, dass mit dem Thema Knirschen einige andere Aspekte mit ins Gedankenkonzept einbezogen werden müssen oder sollen.

Abschliessend noch eine etwas humoristische Episode zu diesem Thema aus meinem Leben, d.h. aus meiner Studentenzeit.

Das Studium der Zahnmedizin ist relativ anstrengend, da neben den Vorlesungen noch die praktischen Arbeiten, die nun einmal zum Zahnarztberuf dazugehören, zu erledigen sind (wir haben die Vollmediziner immer um ihre viele Freizeit beneidet).

Ich nehme an, dass mein Stress sich auch irgendwie über die Zähne und Knirschen am Kiefergelenk manifestiert hat, jedenfalls hatte ich Beschwerden am Kiefergelenk.

So ging ich in die Ambulanz der Poliklinik, in der Hoffnung, dort Hilfe zu bekommen. Eine Studentin aus einem höheren Semester schaute mir in den Mund und meinte: „Oh, Sie haben so ausgeprägte Eckzähne, die müssen eingeschliffen werden. Aber dazu muss ich zur Beratung den Oberarzt holen" und ging.

Ich hörte nur das Wort „Einschleifen" und stellte mir darunter nichts Gutes vor. Schnell entschlossen befreite ich mich von Kettchen und Serviette und verschwand.

Später dachte ich bei mir, was wird wohl der Oberarzt gedacht haben, als er keinen Patienten zur Beratung vorfand. Sein fragender, zweifelnder Blick auf die junge Kollegin muss wohl sehr ausgeprägt gewesen sein.

Viel, viel später wußte ich erst, dass der Eckzahn eine Beziehung zum sog. Gallenblasen-Meridian hat und zudem wichtig ist für die Führungsfunktion beim Kauen. Zum Glück hatte ich mir das Abschleifen durch Flucht erspart.

### Die Gründe des Knirschens

Hinter den Gründen, die zum Knirschen führen können, steht wie ein grosser Fächer das Thema Aggression in seiner Vielfalt von nicht ausgelebtem Ärger über Zorn bis zur nur mit Mühe unterdrückten Wut. Nach Schätzungen reagieren rund zehn Prozent der deutschen Bevölkerung über das Thema Zähneknirschen.

Grundsätzlich handelt es sich dabei um Affektionen, die von der Ratio, der kühlen Vernunft her, nicht ohne weiteres steuerbar sind.

Der Volksmund hört sich dann wie folgt an: „Mann, habe ich eine Wut im Bauch!" Denn den Sitz der Gefühle hat man intuitiv nie im Kopf vermutet. Und dem Bauch spricht man inzwischen die Rolle eines zweiten Gehirns zu.

Es ist die Ohnmacht, die tief liegenden aggressiven Tendenzen in die Tat umzusetzen. Somit führen sie als fünfte Kolonne eine Art Partisanendasein, man möchte sie in aller Form nicht wahrhaben, muss sich aber dann, sobald die Ratio – und das geschieht besonders im Schlaf – das Zepter aus der Hand gibt, mit ihnen auseinandersetzen.

Das kann der Inhalt eines Traumes sein, der von Gewalt handelt und den Menschen schweissgebadet erwachen lässt, um glücklicherweise festzustellen, dass alles „nur" ein Traum gewesen ist.

Zugleich oder auch unabhängig von einem Nachtgesicht toben sich die nicht an die Oberfläche gelassenen aggressiven Inhalte an eben jenem Organ aus, das wie kein zweites die Symbole des Kriegsgottes Mars repräsentiert – den Zähnen.

Nach Herzenslust ersetzen in der Nacht (oder auch bei Schlafphasen am Tag) diese Aktionen tätliche oder verbale Handlungen, die man im Grunde nicht ausführen kann, darf oder soll - denn Aggression ist ein von der Gesellschaft negativ besetztes Thema.

Man tut es nicht - denn Krieg gilt als unfein. Der Kampf mit offenen Fäusten weist den Täter als roh und grob aus. Mich wundert immer wieder, wie viele Menschen Freude an einem Boxkampf haben.

Körperliche Verletzungen oder gar Mord (Volksmund: Am liebsten würde ich den Betreffenden ermorden!) wird von der Jurisprudenz strengstens geahndet.

Erinnern wir uns des grossen altgriechischen Philosophen Heraklit aus Ephesos ( Ca. 540 - 480 v.Chr.). Neben seiner berühmten, bis zum Abwinken zitierten Aussage „Panta rhei" - Alles fliesst - setzte er den von den meisten Menschen missverstandenen Satz „Der Krieg ist der Vater aller Dinge" in die antike Welt. Spannungen, Konflikte, Probleme, Auseinandersetzungen und Gegensätze sind die Motoren der Evolution - das steckt hinter dieser Formulierung. Man könnte es auch auf die andere Formel bringen: These – Antithese >> Synthese.

Nur wer die Erfahrung des Lichtes gemacht hat, kann die Dunkelheit ermessen. Der von allen Menschen so sehnlich herbeigesehnte Frieden ist überhaupt nur verständlich, wenn man ihm seinen Gegenpol, den Krieg, gegenüberstellt.

Auf unser Thema Knirschen allgemein und Aggressionen speziell bezogen, lautet daraus die Konsequenz: Aggression ist ein (notwendiger) Anteil dieser Welt, um die Ruhe oder die Nicht-Aggression letztendlich zu ermöglichen.

Allen Friedens-Kämpfern (welch ein gelungenes Eingeständnis!), allen Friedensforschern (wie könnte man darüber recherchieren, sobald es keinen Krieg mehr gäbe) und sonstigen Utopisten sei ins Stammbuch geschrieben: Solange es Menschen der jetzigen Art gibt, wird vom Streit als der gelindesten Form bis zum Krieg als der grausamsten Form alles im Köcher des Schicksals enthalten sein. Leider! Sonst gäbe es auch keinen Frieden!

Bedenken Sie, verehrter Leser, ganze Heerscharen von Angehörigen der verschiedenen Berufe leben davon. Juristen (Rechtsanwälte, Richter), Polizeibeamte, Gefängniswärter sind die Nutzniesser menschlicher Händel. Waffenfabrikanten müssten ihren Betrieb einstellen und würden über Vernichtung von Arbeitsplätzen klagen. Sogar mancher Weisskittel, sei er Chirurg oder Zahnarzt, verdient unter anderem sein Geld durch Blessuren, die im Streit einem Menschen zugefügt wurden.

Jeder möchte den Frieden, aber keiner möchte darunter leiden.

Bei ganz einfachen Umständen kann man es ersehen: Die meisten Menschen möchten es nicht weit haben bis zur Autobahn, aber bitteschön nicht direkt neben ihrem Haus. Das gleiche gilt für den Fluglärm: Man protestiert dagegen, ist aber froh, wenn man nicht Hunderte von Kilometer bis zum Flug in die Ferien fahren muss. Und jetzt sind es die Strommasten, die die Elektromobilitätswende erleichtern sollen.

Eine geradezu paradoxe und paranoide Welt!

Der Garten Eden oder das erträumte Paradies wird es auf dieser Welt wohl nie geben.

Nur verquaste Sozialisten und Kommunisten haben diesen biblischen Zustand  noch immer nicht aus ihren Grosshirnwindungen gestrichen.

Kehren wir zurück zum Knirschen.

Immer dann, wenn das weltimmanente Thema Aggression nicht im Aussen gelebt werden kann, es also aus moralischen, ethischen oder Sonstwie-Gründen nicht herausgetragen werden kann, wird es verdrängt.

In diesem Verdrängnis-Käfig tobt und poltert es unhörbar herum und sucht – händeringend – eine Möglichkeit ans Licht zu kommen.

Zu diesem Zweck müssen – unter anderem – die Zähne herhalten.

Weil im Umfeld nichts getan werden kann, werden die Zähne vergewaltigt.

Die Ohn-Macht bemächtigt sich des Aggressionssymbols Zähne.

Es wird gerieben, gedrückt, gescheuert, radiert, gemahlen, kurzum geknirscht, zum Teil mit einer vielfältigen akustischen Untermalung.

Um nicht  im ausschliesslich Theoretischen  zu bleiben, möchte ich einige konkrete Gründe aufführen:

Ein Angestellter in einer Firma wird von seinem Vorgesetzten auf subtile Art und Weise schikaniert. Die Summe dieser Nadelstiche erzeugt bei unserem Angestellten nach und nach aggressive Gefühle. Am liebsten würde er dem Vorgesetzten die Arbeit vor die Füsse knallen und seinen Hut nehmen. Aber er spekuliert selbst auf den Posten. Oder er hat finanzielle Verpflichtungen (das Haus ist noch nicht abbezahlt und die Leasing-Raten für die PS-Karosse drücken auch ganz schön) und verdient bei dieser Firma ganz ordentlich. Oder er scheut einen Neuanfang bei einer anderen Firma und in seinem Alter mit fünfundvierzig ist man so leicht nicht mehr vermittelbar. Und so weiter.

Also wird das aufgestaute Aggressionspotential verdrängt, aber es zeigt sich oder kann sich in der Nacht als ungehemmtes Kompensationsknirschen.

Das zweite Beispiel handelt von einem Mädchen, das in einer Atmosphäre voller Spannungen aufwächst. Tagtäglich wird sie Zeuge, wie Vater und Mutter sich selbst in ihrer Gegenwart nicht zurückhalten, sondern ihre Zwistigkeiten mit äusserster verbaler Vehemenz austragen. Das Mädchen selbst steht erst ein wenig erschüttert, später enttäuscht und ohnmächtig in diesem aufgeblähten Spannungsfeld. Ihre verzweifelten, gutgemeinten Versuche, die Eltern zu einer Aufgabe ihrer erbitterten familiären Fehde zu bewegen, verhallen ergebnislos. An manchen Tagen würde sie am liebsten beide Eltern durchschütteln und sie anbrüllen, ob sie sich denn nicht wie verstandesbegabte erwachsene Menschen verhalten könnten.

Der jahrelang schwelende Konflikt, den ihre Eltern recht offen austragen und darum vielleicht nicht zum Knirschen aufgelegt sind, zeigt bei der inzwischen herangewachsenen jungen Dame körperliche Folgen. Ihre unzähligen Appelle, ihr immer wieder aufsteigender Zorn über die Unvernunft des Elternpaares manifestieren sich als ohnmächtiges Knirschen auf den eigenen Zähnen.

Die Eltern wählen irgendwann den Weg der Scheidung – ihr, der jungen Dame, bleibt die Konfliktsituation als ungelöstes Problem erhalten. Sie knirscht noch immer.

## Knirschen — was tun?

Ein Gang zum Zahnarzt bringt Sie in den meisten Fällen in den Besitz einer sogenannten Knirscherschiene. Das ist eine durchsichtige Plastikschiene, die über die Zahnreihe eines Kiefers gestülpt wird.

Als Behandlungskonzept steht dahinter eine Änderung der Verhaltensmuster beider Zahnreihen, eine Art Entfremdung voneinander und Aufgabe alter, liebgewonnener Positionen. Meistens wird die Schiene nachts getragen.

Leider hilft sie nur bei einem kleinen Teil der Patienten. Die anderen stecken das ihnen unangenehme „Ding", wie Sie es nennen, in irgendein Kästchen oder knirschen nunmehr mit Wonne auf der neuen Schienenkaufläche herum.

Denn jede Schiene ist ein ausschliesslich mechanischer Behelf, der die dahinterliegenden Gründe des Knirschens nicht eliminiert.

Ebenso sind homöopathische Mittel kein Allheilmittel, sondern allenfalls nur eine Hilfe bei der Herabsetzung der Verspannungs- und Verkrampfungstendenz.

Die klassischen Homöopathika bei derartigen Fällen sind:

Cuprum metallicum
Colocynthis


Hinzu kommen noch
Zincum metallicum oder Zincum valerianicum als Nervenberuhigungsmittel
Humulus lupulus (Hopfen) und Avena sativa (Hafer) als Mittel der Beruhigung

Wenn ich Hopfen erwähne, dann heisst das nicht automatisch, sich Bier in jeder Form einzuverleiben quasi als Mittel gegen Knirschen und Verspannungen.

Bei den Komplexhomöopathika sind es

Cuprum F komplex Tabletten Nestmann
Aspas spag.Peka Tropfen Pekena
Spascupreel Tabletten oder Tropfen Heel

Lymphdrainage und Massagen können eine zusätzliche Therapie sein.

Entspannungsübungen und autogenes Training können die Heilmittel-Therapie sinnvoll ergänzen.

Noch ein Hinweis sei erlaubt: Zum Thema Aggression zählt auc, wie schon erwähnt, die Gallenblase. Um dieser einige Streicheleinheiten zukommen zu lassen, kämen folgende Mittel in Betracht::

Chelidonium F Komplex Tropfen Nestmann
Podophyllum Komplex Tropfen Nestmann

Zu guter Letzt gäbe es noch die Empfehlung, einen fähigen Psychotherapeuten hinzuzuziehen, um im Gespräch die psychischen Aspekte, die dem Patienten selbst nicht immer bewusst sind, aufzudecken, zu bearbeiten und die Zukunft positiv herauszustellen.

### Knirschen und Unterbewusstsein

Das Unterbewusstsein hat eine grosse Macht auf den Menschen, mehr, als die meisten glauben oder vermuten.

Bei entsprechender, vor allem längerer Programmierung, oder sagen wir besser: Um-Programmierung kann es sicher eine grosse Hilfe bei der Abstellung eingefahrener Verhaltensmuster sein.

Vor längerer Zeit traf ich auf einem Kongress mit einem älteren amerikanischen Zahnarzt zusammen. Das Hauptthema war Okklusionsstörungen, d.h. es ging um die Frage des Zusammenbisses, normal und pathologisch.

Wir unterhielten uns über das Knirschen.

Da sagte er einen ganz einfachen, fast banalen Satz:

„The most important thing is: Keep your teeth apart!"

Auf deutsch: Halte deine Zähne auseinander.

Einfach gesagt! Aber schwierig durchzuführen.

Aber das brachte mich auf die Idee der Umprogrammierung über das Unterbewusstsein.

Wenn man sich diesen Satz mit der visuellen Vorstellung des Nicht-Aufeinander-Beissens immer und immer wieder ins Gedächtnis ruft, am besten abends vor dem Einschlafen, dann übernimmt offenbar das Unterbewusstsein dieses Programm und löscht die vorherigen Engramme, so dass man auch im Schlaf oder sonstigen Zeiten, z.B. beim Autofahren oder in Stress-Situationen, die Zähne und auch das Kiefergelenk nicht mehr im Sinn einer Autodestruktion malträtiert. Aber es dauert!

Leider gibt es dazu keine klinischen Untersuchungen, aber ich bin der Ansicht, dass man nicht immer warten muss, bis sich ein wissenschaftliches Forscherteam irgendwelcher Probleme annimmt und publikatorisch in die Welt setzt.

### Knirschen in der Tageszeitung

Selten ist das Thema Knirschen es einer Zeitung und ihren Redakteuren wert, darüber einige Zeilen zu verlieren.

Eine wohllöbliche Ausnahme bildete vor einer Reihe von Jahren die Frankfurter Allgemeine, die am 17. Juni 1994 eine kurze Glosse unter der Überschrift „Knirsch" als Bestandteil des Wessi-Ossi-Gegensatzes brachte, aber wohlweislich weitergehende Interpretat tionen vermied.

Obwohl nicht gerade neuesten Datums möchte ich es gern als Zusatz im Buch beibehalten.

Hier der Artikel im Original:

### Knirsch

Was wir noch nie wissen wollten und uns darum auch gar nicht zu fragen trauen brauchten – jetzt ist es uns als sensationelles Forschungsergebnis serviert worden, mundgerecht. Derselbe steht uns offen vor Erstaunen: Zähneknirschen ist im Osten des Vaterlandes verbreiteter als im Westen: Dies gehe aus der neuesten Mundgesundheitsstudie der Bundeszahnärztekammer hervor, berichtete die Nachrichtenagentur Associated Press (AP) am Donnerstag. Sie fügte hinzu, als Ursache des Zähneknirschens sähen die Ärzte seelische Belastungen an. Dass wir da nicht selber drauf gekommen sind! Zerknirschtes Lippenbeissen!

Die Dentalforscher müssen – bitte schön weit aufmachen – dem Volk genau ins Maul geschaut haben, denn ihre Zahlen sind trennscharf wie Zahnseide. Es knirschen von den Jugendlichen Ost 29.2 Prozent, von den Jugendlichen West nur 16 Prozent, bei den Erwachsenen steht das Ost-West-Verhältnis bei Zähneknirschenden 28.8 zu 16.7 Prozent.

Nun hätte man in der Woche nach dem ersten „Superwahlsonntag" des Jahres ja manches noch gerne gewusst, etwa, ob in München mehr SPD- als CDU-Wähler knirschen, ob die hohe Zahnknirschrate im Osten kausal mit dem guten Abschneiden der SED-Nachfolgepartei PDS verzahnt werden kann und ob Aussenminister Kinkel (FDP) schon früher knirschte oder erst seit Sonntag die Zähne zusammenbeisst. Doch wollen wir nicht mäkeln. Seit der Studie weiss die Welt in Grundzügen, wie es in Deutschland steht mit dem Zähneknirschen. Die Augenärzte sollten jetzt erforschen, wie es um das Heulen bestellt ist.

Danach ist mir nie wieder eine Abhandlung zu diesem Thema in einer Zeitschrift aufgefallen und ich weiss nicht um die heutigen Ost-West-Knirsch-Verhältnisse.

## Die Kunst des Knirschens

Aus welchen Beweggründen Sie, verehrte Leserin oder Leser, auch immer dieses Buch erstanden haben mögen, Sie sind mir nunmehr durch eine Reihe von Kapiteln gefolgt. Ich hoffe nicht, dass Sie dieser Unsitte frönen und bei einem Buch die Einleitung und anschließend die Abschlußgedanken lesen und dann glauben, Sie könnnten sich über alles darin eingerahmte schon ein Bild machen - in Analogie zum weit verbreiteten Fernseh-Zapping wäre dann der Begriff Book-Zapping angebracht.

Wie dem auch sei, Sie waren während des Lesens immer auf der Suche nach Informationen und Tipps zum eigentlichen Vorgang des Knirschens.

Vielleicht hat sich in Ihrem Kopf die Vorstellung ingenistet, man könnte durch bestimmte Techniken und Meditationsübungen das banals Knirschen irgendwie vergeistigen oder aus diesem urrudimentären Vorgang so etwas wie eine Symphonie der Muskel- und Zähne-Einzelspieler machen.

Die letztere käme Gedankengängen des deutschen Bildungsbürgertums nahe, das Kunstch vortrefflichauf Leinwand gebannt, als großartiges Klanggebilde komponier, als Verse eiens Poeten geadelt oder als Gedanken eines Literaten im Feuilleton zu Papier gebracht.

Mit all dem läßt sich das Knirschen wahrlich nicht verknüpfen. Können Sie sich vorstellen, wie jemand im Hexameter knirscht oder diesen Vorgang im Jugendstil absolviert?

Hingegen wäre ein impressionistischer Bruxismus nicht auszuschliessen, wiewohl keinerlei Zusammenhang mit Monet, Sisley, Degas & Co zu konstruieren ist. Wiewohl gerade Alfred Sisley so manche Nacht vor Enttäuschung ob der nicht verkauften Werke geknirscht haben mag.

Die folgenden Sätze galten für die allererste Version dieses Buches mit dem Titel „Die Kunst des Knirschens – Eine kleine Konfrontationskunde".

Nunmehr sind Sie fast am Schluss des Buches angekommen und warten noch immer auf eine Botschaft, die diesen Titel rechtfertigt.

In dieser Hoffnung möchte ich Sie nicht enttäuschen, denn wir aus dem deutschsprachigen Raum möchten den Dingen ja immer auf den Grund gehen oder sind immer bestrebt, alles zu hinterfragen und in allem einen Sinn zu finden.

Das haben wir von Goethe, Schiller, Nietzsche und vielleicht auch von Eugen Roth gelernt.

Bevor ich diese Frage beantworte, muss ich noch ein Geständnis ablegen:

Die Wiederholung des Buchstaben K, vornehm Alliteration genannt, verlieh dem Titelthema etwas mehr Pep, es klingt einfach runder als beispielsweise „Betrachtung über das Knirschen", „Ist Knirschen heilbar" oder „Die seelischen Hintergründe des Knirschens".

Was ist nun die Kunst des Knirschens?

Die Antwort wird Sie überraschen! Aber vermutlich hat der eine oder andere von Ihnen dieses Fazit schon geahnt.

Die Kunst des Knirschens besteht darin, es nicht zu tun.

## Zu guter Letzt

Diese leicht flapsige Aussage passt mir aber in keinster Weise für diese völlig umgestaltete Version.

Denn der frühere Titel war ein wenig konstruiert, um dem wiederholten Buchstaben K auch in der Hauptzeile eine Art Berechtigung zu geben.

Sie mögen es aus der Betrachtung der verschiedenen angeführten Gruppierungen vielleicht ahnen: Es gibt einfach zu viele Gründe, um seinen Frust, seine Ohnmacht, seinen Ärger, seine Wut und seine Aggression auf und an den Zähnen abzureagieren oder Druck auf den Zähnen auszuüben.

Wahrscheinlich sind die Zähne einfach nur ein Organ, das der Körper oder auch die Psyche dem Betreffenden und Betroffenen zur Verfügung stellt, um sich nicht nach Art von Neandertalern oder CroMagnon-Menschen mit Keulen und anderen Waffen zu bekriegen.

Wobei die Zähne nur ein Organ sind, an dem sich diese Ereignisse abspielen können.

Ein anderes Organ für diese Erleidensprozesse ist die Gallenblase.

Der Volksmund trifft es genial akribisch, wenn er davon spricht, dass einem die Galle überläuft oder die Galle hochkommt. Im Zorn spuckt jemand Gift und Galle oder er versprüht sie sogar.

Interessant ist, welches Geschlecht öfter von einer Cholezystektomie (*medizinisch* für Entfernung der Gallenblase) betroffen ist.

Bei all meinen Untersuchungen stelle ich immer diese Frage. Die Relation weiblich zu männlich ist 80 zu 20.

Das bedeutet: Frauen haben nicht so die Möglichkeit (bislang zumindest) ihren Ärger und Frust nach aussen zu tragen – es ist gesellschaftlich nicht so gern gesehen - und fressen daher so manches in sich hinein. Die Gallenblase trifft es dann eventuell in erster Linie. Gallensteine sind geronnene Energie, versteinerte Wut.

Und bei einer Kolik – ein äusserst schmerzhafter Zustand – muss die Gallenblase eben raus.

Ob sich dann nach dieser Entfernung der Ärger kompensierend auf die Zähne in Form von Zähneknirschen schlägt, vermag ich nicht zu sagen.

Ebenso wäre die Frage gerechtfertigt, ob heftiges Zähneknirschen die Gallenblase vor einer Entfernung schützt.

Das sind Fragen für medizinische Statistiken an grossen Patientenzahlen.

So bleibt mir nur am Schluss die verlegene Antwort auf die Frage nach der „Ursache": Es gibt so viele Möglichkeiten.

Sollten Sie, wie in den USA fast schon selbstverständlich, in psychologischer Behandlung sein: Wie wärs, wenn Sie mit Ihren Erkenntnissen gemeinsam mit Ihrem Psychologen zur Vertiefung dieser Antworten beitrügen. So ganz nebenbei: Eigentlich hätten die Psychologen, Familienaufsteller und Psychiater auch eine Rubrik verdient. Da es aber so viele verschiedene Richtungen gibt, die im Seelenleben der Menschen herumwühlen und das Verdrängte nach oben zur seelischen Verdauung an die Oberfläche zerren, habe ich schweren Herzens darauf verzichtet.

Ob bei einer psychologischen Betrachtung des Knirschens genügend Material für eine Statistik zusammenkommt, sei dahingestellt.

Auf jeden Fall hoffe ich, dass Sie nach der Lektüre dieses Buches, auch wenn Sie bei den aufgeführten Gruppierungen nicht erwähnt wurden, mit dem leidigen Thema Zähneknirschen besser umgehen können oder gar in der Lage sind, es ganz und gar abzustellen.

Keine leichte Aufgabe, wie Sie sich entweder denken können oder durch Erfahrung gelernt haben.Aber: Man muss nichts als gegeben hinnehmen oder akzeptieren, wenn es irgendwelche Lösungsansätze gibt.

Daher nicht: Frisch geknirscht ist halb gewonnen, sondern: Frisch gewagt. Probleme sind zum Lösen da.

Dann wird es einem leichter ums Herz und auch der Kopf wird freier.

Das wäre doch schon mal ein grossartiges Geschenk.

Insgesamt gilt für alle Beschreibungen: Honny soit qui mal y pense - Ein Schelm, der schlecht darüber denkt!

# Literatur

Bruker, M.O. Krank durch Stress, Schnitzer-Verlag

von Haller, Albrecht; Gefährdete Menschheit, Hippokrates-Verlag

Volkmer, D.; Homöopathie und Phytotherapie in der zahnärztlichen Praxis, Spitta-Verlag, ISBN 9783938509456, ca. 300 S., mit 42 meist farbigen Abbildungen und zahlreichen Tabellen

Volkmer, D.; Homöopathie und Zahn-Heilkunde; Tipps, Anregungen, Hinweise; Books on Demand

Volkmer, D.; Herd, Focus, Störfeld – Beiträge zur Komplementär Medizin; 2. erneuerte Auflage;Verlag Books on De mand

Volkmer, D.; Jenseits der Molaren – Zahnmedizin oder Zahn-Heilkunde, 2. erneuerte Auflage; Verlag Books on Demand

Volkmer, D.; Mars im Spiegel - Mythologisch-bissliche Betrachtungen, 3. erneuerte Auflage, Books on Demand

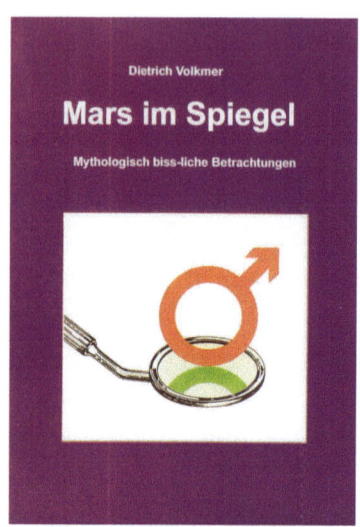

**Mars im Spiegel**

**Mythologisch- bissliche
Betrachtungen**

ISBN 3 833004452
Books on Demand
2008
3. überarbeitete Auflage
140 Seiten

Dieses Buch zeigt eine völlig neue Sichtweise der Zähne auf. Es ist besonders für Menschen geschrieben, die ein wenig hinter die Dinge schauen möchten und mit der oberflächlichen Betrachtung der Schul-Zahnmedizin nicht zufrieden sind.
Jeder Zahn ist ein Individuum.
Symbolik, archetypische Muster und Mythologie bereichern die Sichtweise des Suchenden.
Es geht in kurzen Worten um die Psychologie des Einzelzahns.
Zugleich ist es ein Buch, das beim Lesen viel Freude macht.
Näheres und Durchblättern der ersten Seiten unter
**www.literatur.drvolkmer.de**

**Herd, Focus, Störfeld**

**Beiträge zur
Komplementär-Medizin**

ISBN 3833426950
Books on Demand
2. überarbeitete Auflage
108 Seiten

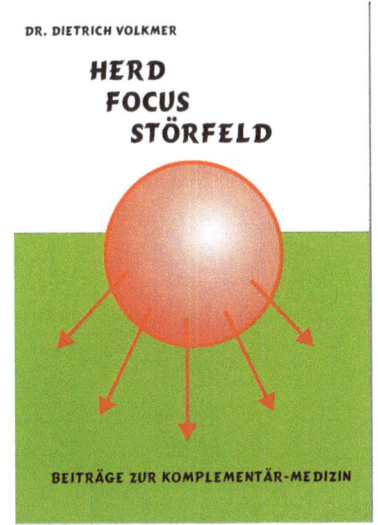

Störfelder sind in der komplementären Medizin oder Heilkunde ein wichtiges Thema, da sie einen grossen Einfluss auf den Gesundheitszustand eines Menschen ausüben können. Die Schulmedizin tut sich mit diesen Betrachtungen schwer, da man neben dem normalen klinischen Wissen auch einen Einblick in die chinesische Akupunkturlehre mit ihren Meridianen, die viele Organe miteinander verknüpfen, haben sollte. Dieses Buch versucht Antworten auf viele Fragen zu geben. Es ist eine ideale Ergänzung zum vorliegenden Buch „Jenseits der Molaren". 
Näheres und Durchblättern der ersten Seiten unter 
**www.literatur.drvolkmer.de**

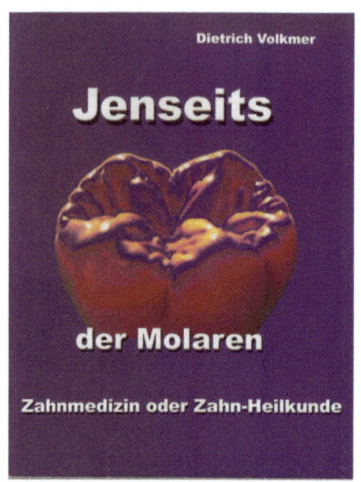

**Jenseits der Molaren**

**Zahnmedizin
oder Zahn-Heilkunde**

ISBN 97838375058468
Books on Demand
2. völlig überarbeitete Auflage
2008
140 Seiten
Format 17 x 22 cm
Diverse Abbildungen

22.50 EUR

Dieses Buch erschien in einer ersten Auflage im Jahr 1988 und entwickelte sich zu einer Art Klassiker.

In der Zwischenzeit hat sich jedoch vieles getan und geändert, so dass zu diesem Buch nach 20 Jahren Thema eine Neuauflage notwendig wurde.

Vieles aus der ersten Auflage wurde gestrichen und vieles Neue hinzugefügt. Im Grund ist ein neues Buch entstanden.

Es geht in diesem Buch um die Gegenüberstellung von klinischer Universitäts(Zahn)medizin und Biologischer Zahn-Heilkunde, wobei in erster Linie ein Miteinander angestrebt wird.

Weitere Details unter **www.drvolkmer.de** unter Literatur
sowie unter **www.literatur.drvolkmer.de**

**Weitere Bücher des Autors**

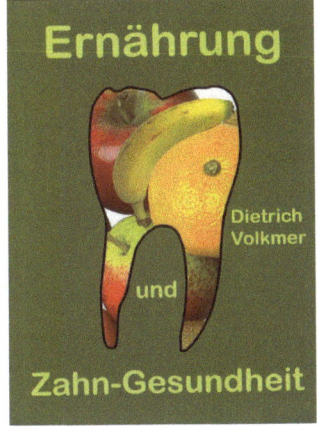

**Ernährung und Zahn-Gesund-**
**heit**
Books on Demand
2017

Die Menschen tun gut daran, recht-
zeitig ein wenig auf ihre Ernährung
zu achten. Das wirkt sich auch am
Gebiss aus und erspart ihnen später
hohe Kosten für Kronen, Brücken,
Implantate und Prothesen

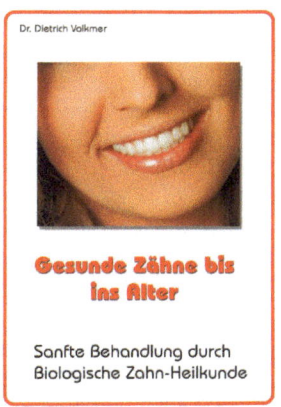

**Gesunde Zähne bis ins Alter**

**Sanfte Behandlung durch**
**Biologische Zahn-Heilkunde**

Books on Demand
2016

Ein Buch sowohl für Patienten als
auich für Zahnärzte

Weitere Details sowie die Möglichkeit die ersten Seiten durch-
zublättern bzw probezulesen finden Sie unter

**www.literatur.drvolkmer.de**

**Weitere Bücher des Autors**

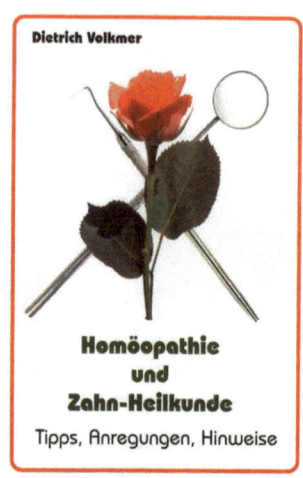

**Homöopathie und
Zahn-Heilkunde**

**Tipps, Anregungen,
Hinweise**

Books on Demand
2016
172 Seiten
Ein Buch, das eigentlich in
keiner Zahnarzt-Praxis, die
sich biologisch nennt, fehlen
sollte

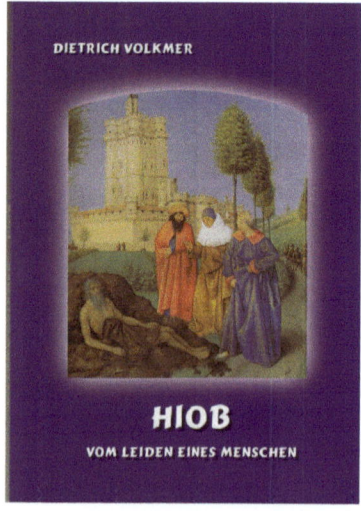

**Hiob
Vom Leiden eines Menschen**

Books on Demand
Neu erweiterete und
gestaltete Auflage

Das Buch Hiob ist neben der
Schöpfungsgeschichte und der
Geschichte um Joseph und
seine Brüder eines der interes-
santesten Bücher des
Alten Testaments

Weitere Details sowie die Möglichkeit die ersten Seiten durch-
zublättern bzw probezulesen finden Sie unter
**www.literatur.drvolkmer.de**

**Weitere Bücher des Autors**

Bücher, die keinen direkten Bezug zum Thema Knirschen haben, aber sie regen zum Nachdenken an

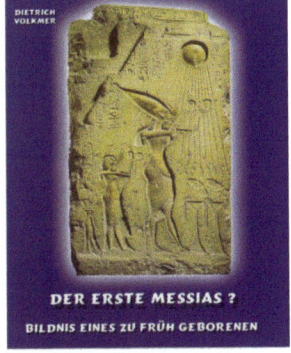

**Der erste Messias ?**

**Bildnis eines zu früh Geborenen**
Books on Demand
2. Auflage

80 Seiten

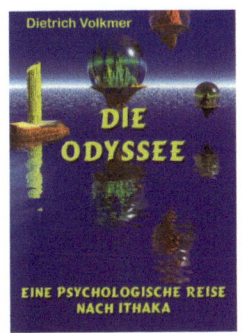

**Die Odyssee**

**Eine psychlogische Reise nach Ithaka**
Books on Demand
208 Seiten
Auf den Spuren von Odysseus
(Homer war schon ein guter Psychologe)

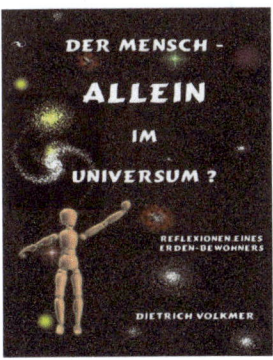

**Der Mensch - Allein im Universum?**

**Reflexionen eines Erdenbewohners**

Books on Demand
80 Seiten

## Weitere Bücher des Autors

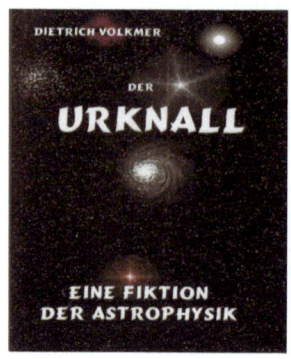

# Der Urknall

### Eine Fiktion der Astrophysik

Books on Demand
112 Seiten

Eine der schwierigsten Fragen, die sich viele Menschen stellen, ist die Frage nach dem Anfang unseres Universums. Die Wissenschaft liefert uns die Theorie vom Urknall.

Diese Antwort stellt jedoch viele Fragesteller nicht zufrieden, da sie einmal eine seelenlose Welt beinhaltet und nur noch weitere Fragen aufwirft, deren Antwort uns die Wissenschaft schuldig bleibt.

Denn die Wissenschaft versucht das Numinose auszuklammern.

Dieses Buch betrachtet vieles aus einer anderen Perspektive.

Näheres und Durchblättern der ersten Seiten unter

**www.literatur.drvolkmer.de**

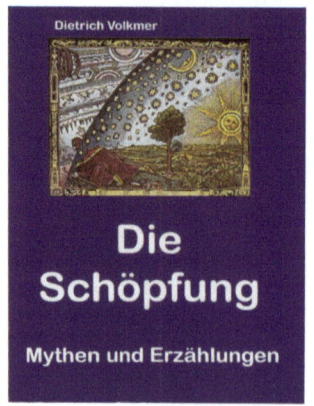

### Die Schöpfung
### Mythen und Erzählungen

2019
Books on Demand

Dieses Buch ist quasi so eine Art Kontrastprogramm zum dem Buch „Der Urknall"

**Weitere Bücher des Autors**

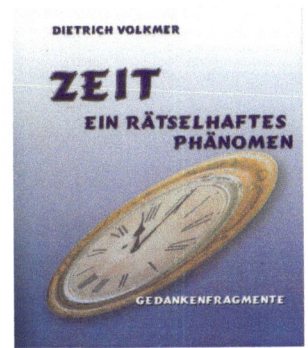

# Zeit

### Ein rätselhaftes Phänomen
Gedankenfragmente

Books on Demand
2011
108 Seiten

Viele Dichter, Schriftsteller, Philosophen, Religionswissen-
schaftler, Physiker und Mathematiker haben versucht und versuchen es noch immer, das Geheimnis der Zeit zu ergründen.
Sie alle mussten dabei feststellen, dass man immer nur eine Fa-
cette der Zeit beleuchten kann und das eigentliche Wesen der
Zeit immer verborgen bleibt.
Von seiner Geburt bis zu seinem Tod ist der Mensch dieser so
merkwürdigen Eigenschaft ausgeliefert.
In diesem Buch hat sich der Autor die Aufgabe gestellt, das Phänomen Zeit unter vielfältigen Aspekten zu betrachten.
Trotzdem ist und bleibt sie, die Zeit, am Ende ein Mysterium.

Näheres unter **www.literatur.drvolkmer.de**

Weitere Details sowie die Möglichkeit die ersten Seiten durch-
zublättern bzw probezulesen finden Sie unter
**www.literatur.drvolkmer.de**

**Für Ihre Notizen**